口腔种植
自体骨移植基础与要点

Implant Surgery

High Points of Basic Techniques and
Autogenous Bone Graft

（日）堀内克启 著

张 健 吴松涛 译

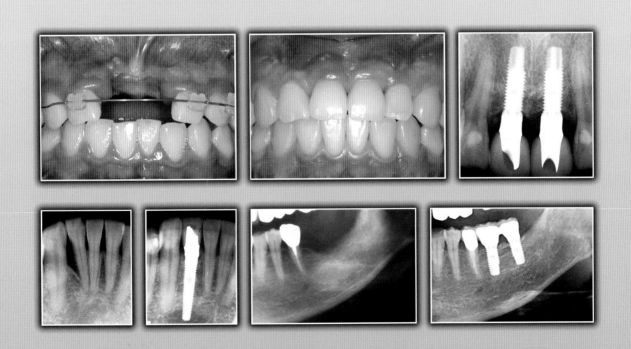

北方联合出版传媒（集团）股份有限公司

辽宁科学技术出版社

沈 阳

图文编辑

陈洪波　朱明星　闫世彪　季丽丽　王　娜　陈　娟　李　丽　贺　欣　许　讴
董庆友　马　荣　王　凤　王　贞　王衍晶　安　月　冯　丹　刘永娥　杨　冬
姜凤全　高　霞　凌　侠　董　明　胡书海　季秋实　贾崇富　姜　龙　李晓杰
刘慧颖　任　翔　许　诺　杨　茜　于　旸　尹　伟　左恩俊　高　阳　李　霞

This is translation of Implant Surgery – High Points of Basic Techniques and Autogenous Bone Graft
By 堀内克启
© 2010 Quintessence Publishing Co., Ltd. Tokyo, Japan

图书在版编目（CIP）数据

口腔种植自体骨移植基础与要点 /（日）堀内克启著；张健，吴松涛译.—沈阳：辽宁科学技术出版社，2017.10
　ISBN 978-7-5591-0425-0

　Ⅰ.①口⋯　Ⅱ.①堀⋯　②张⋯　③吴⋯　Ⅲ.①种植牙—口腔外科学　Ⅳ.①R782.12

中国版本图书馆CIP数据核字（2017）第220820号

出版发行：辽宁科学技术出版社
　　　　　（地址：沈阳市和平区十一纬路25号　邮编：110003）
印 刷 者：北京利丰雅高长城印刷有限公司
经 销 者：各地新华书店
幅面尺寸：210mm×285mm
印　　张：9.75
插　　页：4
字　　数：200千字
出版时间：2017年10月第1版
印刷时间：2017年10月第1次印刷
责任编辑：陈　刚　苏　阳
封面设计：袁　舒
版式设计：袁　舒
责任校对：栗　勇

书　　号：ISBN 978-7-5591-0425-0
定　　价：268.00元

投稿热线：024-23280336
邮购热线：024-23284502
E-mail:cyclonechen@126.com
http://www.lnkj.com.cn

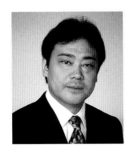

堀内克启（Katsuhiro Horiuchi）

1956年11月12日出生

1981年3月	大阪大学齿学部毕业
1981年4月	奈良县立医科大学口腔外科研修医
1984年7月	奈良县立医科大学口腔外科助手
1992年3月	奈良县立医科大学口腔外科讲师
1992年10月	奈良县立医科大学口腔外科助教授
1999年3月	奈良县立医科大学口腔外科助教授辞职
1999年4月	中谷齿科医院副院长
2003年7月	日本诺保易科学及临床顾问
2005年4月	大阪大学齿学部临床教授
2007年4月	长崎大学研究生院医齿药学综合研究科医疗科学专业展开医疗科学讲座兼任讲师（口腔外科）
2009年1月	中谷齿科医院院长

加入学会

日本口腔外科学会（指导医生）

日本齿科麻醉学会（认证医生）

日本口腔科学会

日本腭变形症学会

日本口腔种植学会

日本齿科矫正学会

骨结合学会（AO，活跃会员）

欧洲骨结合协会（EAO）

国际口腔颌面外科医师协会

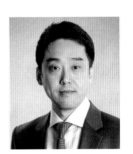

张健

天津市口腔医院（南开大学口腔医院）口腔种植中心

主任，主任医师，副教授，硕士生导师

中华口腔医学会口腔种植专业委员会委员

天津市口腔种植专业委员会主任委员

国际口腔种植学会专家组委员（ITI fellow）

国际牙医师学院（ICD）院士

天津市口腔医学会常务理事

天津市医师协会口腔分会常务理事

天津市医学会整形与美容专业委员会委员

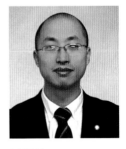

吴松涛

齿学博士，主治医师

东京医科齿科大学种植与口腔再生医学博士

吉林大学口腔医学院本硕连读七年制种植硕士

日本文部科学省奖学金获得者

国际口腔种植学会（ITI）会员，国际种植牙专科医师学会（ICOI）会员

前　言

近来，随着种植治疗的普及，出现问题的病例有所增加，医疗诉讼的例子也不少见。种植治疗的成功与以下6个因素紧密相关：

1. 种植体的生物相容性；

2. 种植体的形状；

3. 种植体表面性状；

4. 患者的状态（系统性、局部性）；

5. 外科技术；

6. 负重的控制。

1、2、3强调了选择种植体的重要性，4、5强调了包括骨增量等外科技术的重要性，6则强调了修复和后期维护的重要性。特别是因对外科处置的认识不足和手术技术的不熟练导致采用了错误的术式，是造成问题病例的常见原因。

为了避免种植治疗的失败，本书先从种植外科的基本技术，包括切开、黏骨膜瓣剥离、种植窝洞制备、种植体植入、缝合、基台连接等方面进行解说，然后将详细阐述对因为采用了错误术式而造成骨缺损的病例进行植骨时，自体骨移植的正确方法和避免失败的关键所在。

堀内克启

2010年1月

译者前言

　　口腔种植治疗目前在国内正在蓬勃发展，大量的医生通过培训和自学开展种植，这种火热的状态与十几年前的日本十分相似。这种泡沫状态带来的后果已经在日本显现，医生对外科技术掌握的程度差异很大，一些盲目开展种植手术的医生制造出大量的问题病例，进而发展为医疗诉讼的情况也不在少数，甚至出现种植手术造成患者死亡的恶性事件。因此，在日本种植治疗一度被患者视为洪水猛兽，加之部分诊所的欺骗性宣传和媒体的片面报道，口腔种植在日本曾引起整个社会的质疑，也导致近年日本全国的种植量呈下降趋势。译者在日本的大学种植门诊也的确接触了不少经过几次植骨或种植失败的病例，这样的患者大多饱受手术的煎熬，软硬组织的缺损变得更大，再次种植的难度大大增加。

　　本书的作者堀内克启先生在日本口腔种植界享有盛誉，经常受邀在各类种植学会发表演讲，以高超的种植外科技术和挽救各种失败病例的能力而闻名。译者在日本时也多次与堀内先生进行交流，亲身感受到了其在种植外科技术方面的实力以及在日本种植界的地位和影响力。在翻译的过程中我们也多次与堀内先生沟通，以达到准确、完整体现原作内容的目的，他也期盼可以早日将自己的经验与中国的同行分享。

　　中国的口腔种植在未来几年还将高速发展，我们有必要以日本目前发生的问题为鉴，种植医生应扎实打好外科的基本功，减少因为外科知识和技能的不足而造成的种植和骨增量的失败。

　　希望本书的引进和翻译能为广大医生提供借鉴和帮助。

　　由于译者的能力有限，对于翻译中出现的错误和纰漏望广大读者和同行予以批评和指正。

张健　吴松涛

2016年12月

目录

第**4**章 水平贴面植骨（veneer graft）和
垂直块状骨植骨（onlay graft）………………… 99

第1章

种植外科基础

1 切开

进行种植体植入手术时，大体分为切开分离的翻瓣手术与不需要切开分离的不翻瓣手术。

▶ 翻瓣手术

‖ 水平切开

在进行骨增量手术时，应如何选择牙槽嵴顶的切开部位：在进行骨增量手术时，应选择牙槽嵴顶偏唇侧的角化黏膜范围内切开（*图1-1*）。伴随骨缺损的病例中，牙槽嵴顶水平切口位置的正确选择是手术成功的关键。很多医生的选择是错误的：偏腭（舌）侧的切口很多时候是失败的主要原因之一。在单纯植入种植体时，因为只需夹持住唇侧瓣即可，所以偏腭（舌）侧切开是个简单易行的方法。但是用在骨增量手术中却是最糟糕的选择（其理由在第2章的P46页予以了详细说明）。

因为要同时切开骨膜，所以在无牙颌时使用#15刀片，在有牙颌时使用#15c刀片（比#15刀片的刀刃窄，使其更易于切开龈沟）。因为要用刀刃的弯曲部位而不是尖端与骨面接触，所以决不应该选择#11刀片（*表1-1*，*图1-2*）。

切开时，刀刃应该始终保持与骨面接触的状态。类似锯木材一样深浅不一的错误切开方式，会造成有的位置切开而有的位置未切开，剥离时就会增加黏膜撕裂的风险（*图1-3*）。另外，在切开龈沟部位时，应该将刀刃插入牙槽嵴顶而不是抵在牙上（*图1-4*，*图1-5*）。

‖ 牙槽嵴顶水平切开

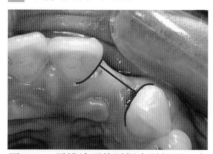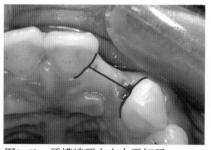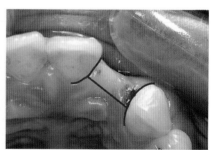

图1-1a 牙槽嵴顶偏唇侧水平切开。在骨增量手术时，如果不是这样切开容易造成创口裂开。

图1-1b 牙槽嵴顶中央水平切开。

图1-1c 由于只需要处理好唇侧瓣就可以，所以进行不伴有骨增量手术的种植体植入时通常会选择这条切开线。但是在伴有骨增量手术的种植体植入时，这是最错误的选择（其理由在第2章骨增量手术的要点的P46页予以详细说明）。

表1-1　切开的要点

· 有牙颌使用#15c刀片
· 无牙颌使用#15刀片
· 要垂直于黏骨膜面与骨面切开
· 切开时刀刃要保持与骨面接触的状态（要避免做锯齿样切开）
· 刀刃不能抵着牙面切

刀片的种类

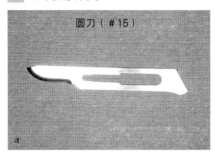
圆刀（#15）
a

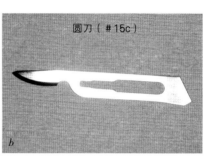
圆刀（#15c）
b

图1-2　刀片为圆刀（#15，#15c），尖刀（#11），镰刀（#12），黏骨膜的切开使用圆刀（#15：无牙颌；#15c：有牙颌），有医生选择尖刀片用于黏膜的切开，选择镰刀片用于切开邻牙远中龈乳头，但笔者并不用尖刀片和镰刀片切开黏骨膜瓣。

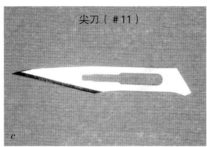
尖刀（#11）
c

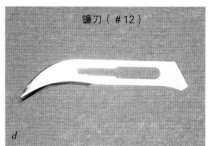
镰刀（#12）
d

刀片的使用方法

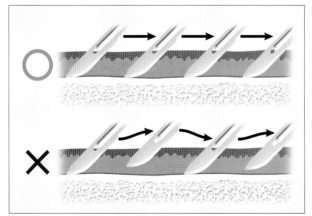

图1-3　刀刃要始终保持在与骨面接触的状态下移动（上）。如果像锯木材一样高低移动，就会出现切开与未切开部位同时存在的问题（下）。

龈沟切开时的要点

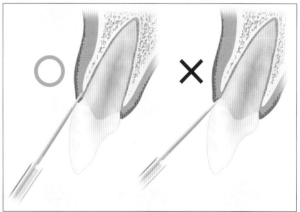

图1-4　在龈沟切开时，刀刃要插入牙槽嵴顶（左），而不是抵着牙面（右）。

■ 龈沟切开与水平切开

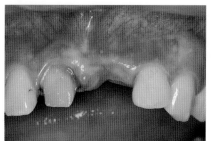

图1-5a 植骨手术病例切开前。

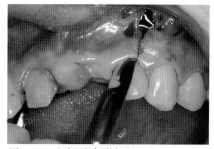

图1-5b 左侧垂直附加切口切开后，从邻牙唇侧远中1/3处开始进行龈沟切开，使用#15c圆刀进行龈沟切开比较方便，刀刃要抵着牙槽嵴顶而不是牙面。

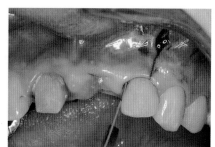

图1-5c 继续沿龈沟向近中邻面切开，到腭侧近中1/3为止。

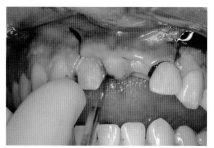

图1-5d 右侧垂直附加切口切开后，从邻牙腭侧近中1/3处开始沿龈沟切开。

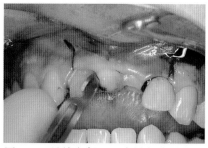

图1-5e 继续向邻面近中沿龈沟切开至唇侧远中。

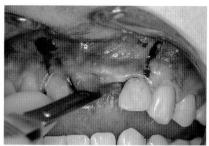

图1-5f 在牙槽嵴顶从左侧开始水平向切开。因为是植骨病例，所以沿牙槽嵴顶偏唇侧切开。

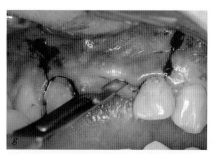

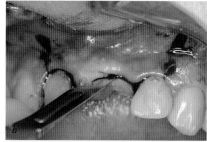

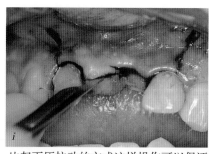

图1-5g~i 刀刃要垂直于黏膜和骨面，并始终保持在与骨面接触的状态下移动刀刃。比起下压拉动的方式这样操作可以保证切开的正确性。

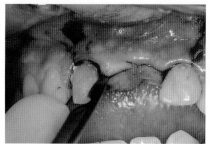

图1-5j 切开末端时要使手术刀直立，保证完全切开。

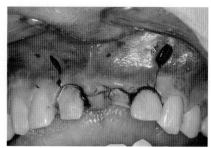

图1-5k 垂直切开，龈沟切开，嵴顶水平切开完成。

垂直向切开

保留牙龈乳头的垂直切口做得好的话会获得良好的结果，然而切开和分离黏骨膜却比较困难，初学者使用此方法反而容易造成牙龈乳头的损伤，失败的可能性很高，所以最好的办法就是不使用这种切开方式。但如果熟练掌握这种切开方法的话是完全可以保护好牙龈乳头的（*图1-6*，*图1-7*）。另外，在不是必须进行骨增量手术的情况下，除唇颊侧垂直切口以外，还可以在上颌增加腭侧附加垂直切口（U形岛状瓣，*图1-8*）。

对于初学者来说，如果不需要骨增量手术，推荐龈沟切开，避免做保留牙龈乳头的垂直切口（*图1-1*）。

保留牙龈乳头的垂直向切开（1）

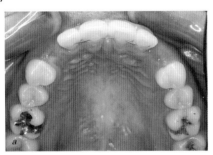

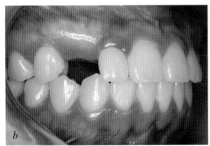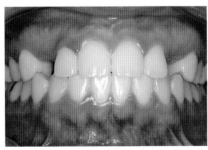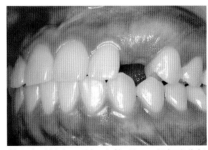

图1-6a~d　在先天性牙缺失的病例中，多伴有水平向骨缺损，但本病例骨量良好，软组织是厚、平坦生物型，不需要进行骨和软组织增量手术。

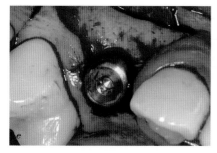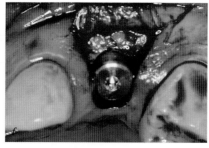

图1-6e，f　保留牙龈乳头，种植体植入同时安装愈合基台，为一段式手术。

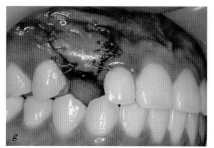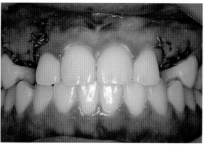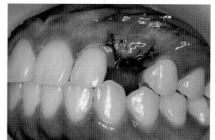

图1-6g~i　缝合后口内像。

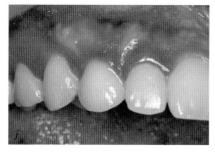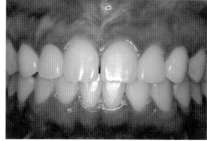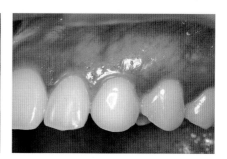

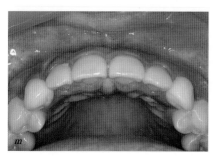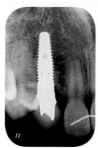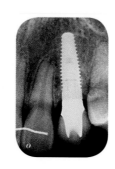

图1-6j~m　全瓷冠戴冠后口内像。
图1-6n、o　全瓷冠戴冠后X线片。

保留牙龈乳头的切开（2）

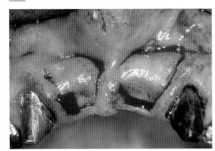

图1-7a　两侧侧切牙的近中及正中存在牙龈乳头样组织。

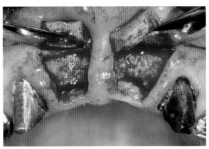

图1-7b　为了能保留这些牙龈乳头样组织，做了4条垂直切口和2条牙槽嵴水平切口，翻2个瓣。

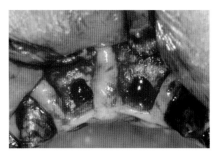

图1-7c　种植窝洞制备完成后。

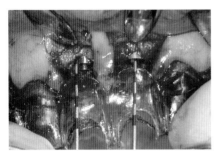

图1-7d　种植体植入后，利用导板确定种植体颈部植入深度在最终修复冠的颈缘根尖侧2mm。

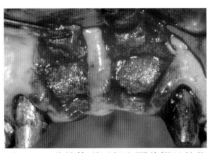

图1-7e　种植体裂开部和覆盖螺丝的位置用吸引器回收的碎骨覆盖。

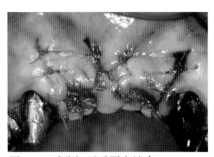

图1-7f　减张切开后严密缝合。

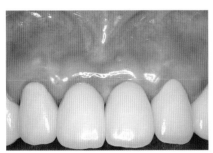

图1-7g　最终冠戴冠后，牙龈乳头样组织得以保存，达到了良好的审美效果。　*图1-7h*　最终冠戴冠后X线片。

U形瓣（U-shaped peninsula flap）

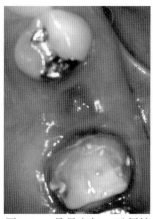 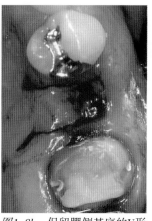 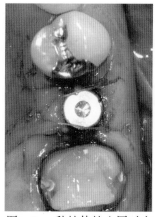 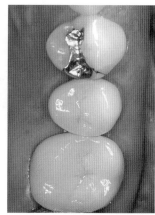

图1-8a 骨量良好，无须植骨。

图1-8b 保留腭侧基底的U形瓣。

图1-8c 种植体植入同时安装愈合基台，一段式手术，术后无肿胀。

图1-8d 全瓷冠戴冠后口内像。

垂直切开的正误（*图1-9*）

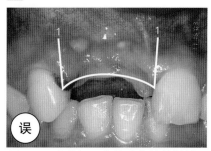 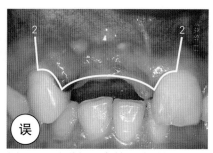 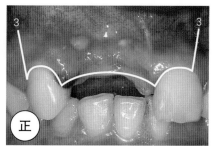

图1-9a 这种切口会导致在植骨材料上方缝合，感染率增高。另外也容易发生牙龈退缩，不是明智的选择。

图1-9b 这种切口容易导致牙龈退缩的发生，不是明智的选择。

图1-9c 这种切口不会导致其他两种切口那样的问题，最适合骨增量手术。

远中瓣（remote flap）（*图1-10*）

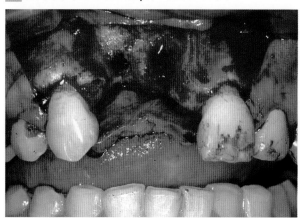

图1-10 进行植骨手术时典型的翻瓣设计：①在牙槽嵴顶偏唇侧水平切开；②在缺损区邻牙的远中，考虑到瓣的血供，做梯形垂直切口至膜龈联合处，形成远中瓣。

不翻瓣手术

拔牙后即刻种植，无须切开以及分离黏骨膜瓣也有可能植入种植体（*图1-11*），因为是难度较高的术式，请考虑参考其他书籍[4]。

缺牙区没有骨缺损而且有足够的角化龈时，利用软组织打孔器械在黏膜上圆形切开，用挖匙去除切下的圆形黏膜（*图1-12*）。在牙龈缺损区钻孔，植入种植体[5]。

缺牙区没有骨缺损，但不具备足够的角化龈时，可以在牙槽嵴顶加做一个水平切口，将唇（颊）侧黏骨膜瓣剥离后，用剥离器械保护黏骨膜瓣，用软组织打孔器只在腭（舌）侧黏膜形成半圆形黏膜，用挖匙去除半圆形黏膜。

拔牙后即刻种植

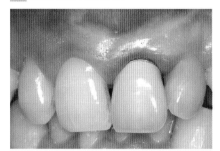

图1-11a　因牙根折断适合拔牙，唇侧牙槽骨无吸收。

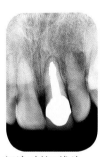

图1-11b　初诊时的X线片。

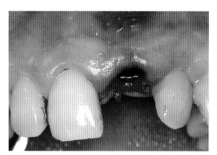

图1-11c　拔牙后即刻种植的正面观。

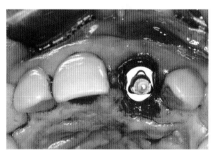

图1-11d　拔牙后即刻种植的殆面观。

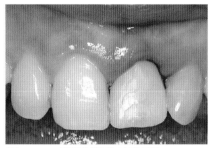

图1-11e　当天安装临时修复体。

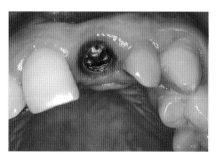

图1-11f　连接钛基台前的殆面观。

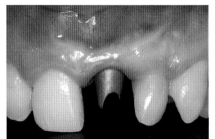

图1-11g　连接钛基台后。

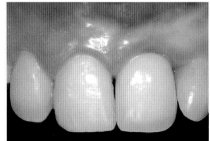

图1-11h　安装最终修复体后的口腔彩照。

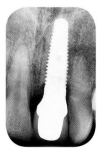

图1-11i　安装最终修复体后的X线片。

■ 打孔的不翻瓣手术

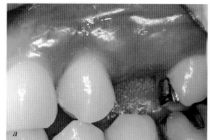
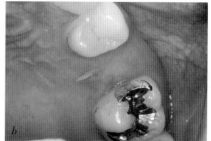

图1-12a，b　骨量及角化黏膜都良好的病例。　　　　图1-12c　术前的X线片。

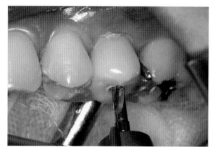
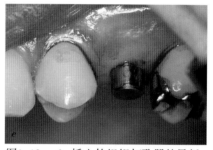
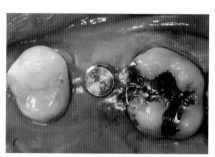

图1-12d　用外科导板，用直径2mm的钻在黏膜和骨上穿孔。　图1-12e，f　插入软组织打孔器的导板。

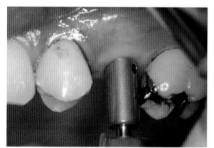
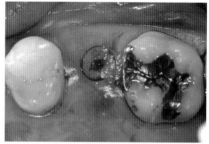
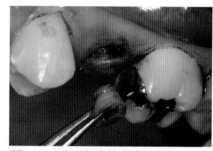

图1-12g　用软组织打孔器切开黏膜。　图1-12h　被切成圆形的黏膜。　图1-12i　取出打孔的黏膜。

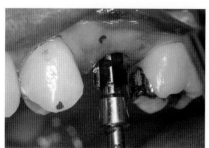
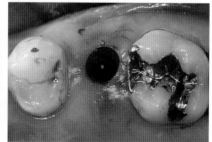
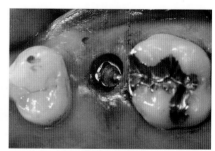

图1-12j　用钻头制备种植体种植窝。　图1-12k　制备出的种植体种植窝。　图1-12l　种植体埋入后。

2 黏骨膜瓣的剥离

骨膜剥离器与骨面成直角且有擦刮骨面的感觉，并具有可以剥离的手感，这是剥离黏骨膜瓣操作的要点（*表1-2*，*图1-13*）。在骨膜上或肌肉中剥离，骨面上就会残留软组织。为了在剥离时与骨面保持直角，要按照*图1-14a*所示的那样使用弯曲的骨膜剥离器，而*图1-14b*所示的使用方法是错误的。但实际情况是大多数医生都像*图1-14b*所示那样使用骨膜剥离器，这就是剥离时既花费时间，又会有软组织残留在骨面上的原因。用挖匙去除软组织时，医生们肯定会使用与*图1-14a*所示同样的方法，而不会使*图1-14b*所示的方法。也就是说，剥离也是同样的道理。另外，如果是非常需要剥离黏骨膜瓣的时候，但又如*图1-14c*所示的使用方法，让剥离器与骨面成45°角的话，就会产生与*图1-14b*同样的结果，因此并不推荐。因为骨面通常不是平坦的，所以为了剥离器与骨面可以始终保持直角接触，就要考虑弯曲面的朝向（*图1-14d，e*）。

在学生时代学习剥离时，学的是用有钩镊夹持黏骨膜瓣剥离，大部分医生也是这么去实际应用的，但是这样操作，有可能会在黏骨膜上留下开孔，对于较薄的黏骨膜瓣会造成较大的创伤，在此也并不推荐。因此，不用夹持黏骨膜瓣，而是用两把骨膜剥离器，一把用于压住剥离部位，另一把用于进一步剥离操作，如此反复。这样操作便不会损伤黏骨膜瓣，而且可以迅速剥离黏骨膜瓣（*图1-15*）。

表1-2 黏骨膜瓣剥离的要点

· 好像是剥离开了的感觉是不对的
· 使骨膜剥离器与骨面成直角去刮骨面就能够剥离黏骨膜瓣
· 不要用镊子夹持黏骨膜瓣，而是用两把骨膜剥离器去剥离，这样既不损伤黏骨膜瓣，又能迅速剥离

骨膜剥离器

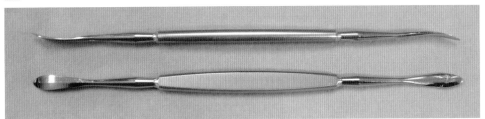

图1-13 通常，用骨膜剥离器与骨面成直角去刮骨面时，不是使用直的骨膜剥离器，而是选择更适合的弯曲的骨膜剥离器。如果用比较尖的一端，剥离器在黏膜上滑动时可能会导致黏膜裂开，所以应该用相对不尖锐的一端。

骨膜剥离器的使用方法

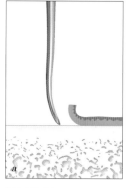
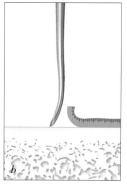
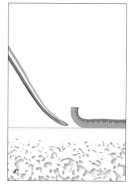

图1-14a 骨膜剥离器的弯曲凹面朝向剥离方向并与骨面形成直角刮动是剥离操作的关键。

图1-14b 如果骨膜剥离器的弯曲凸面朝向剥离方向，即使与骨面成直角刮骨面，也容易在骨面残留骨膜及肌肉，所以这不是合适的剥离方法。

图1-14c 如果注意力集中在剥离上，容易使骨膜剥离器与骨面成45°角，就会破坏骨膜及肌肉，将软组织残留在骨面上。

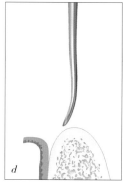
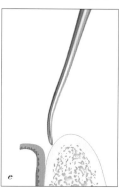

图1-14d，e 因为骨面通常不是平坦的，所以一般骨膜剥离器在与骨面接触时要与骨面保持直角。在牙槽嵴顶附近操作时要如*图1-14d*所示进行，在根尖操作时则如*图1-14e*所示操作，要充分考虑到骨膜剥离器及其弯曲面的朝向。

两把骨膜剥离器的使用方法

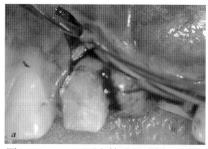
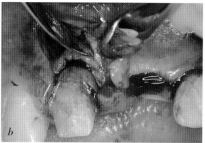
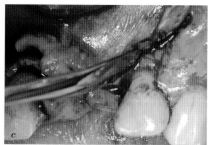

图1-15a～c 不要夹持黏骨膜瓣，而是用两把骨膜剥离器，一把用于压住已剥离部位，另一把用于进一步剥离的操作。通过这种反复操作，可以既不损伤黏骨膜瓣，又能迅速剥离。*图1-15a* 首先从右侧纵行切口的牙颈部向口腔前庭方向剥离。*图1-15b* 从牙颈部周围进行水平切口的剥离。*图1-15c* 从左侧纵行切口的牙颈部向口腔前庭方向剥离。

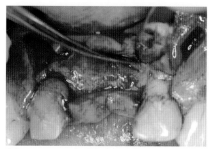
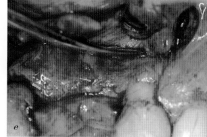
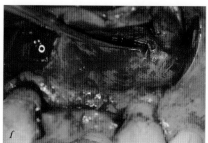

图1-15d 牙颈部周围水平切口的剥离。　　*图1-15e，f* 从缺损处的牙槽嵴顶向口腔前庭的剥离。

3 种植窝洞的制备

关于种植体植入的窝洞制备，必须考虑到以下两点：

①理想的种植体位置。

②骨的最小限度的外科创伤，以及种植体的良好初期稳定性（表1-3）。

表1-3　种植体种植窝洞制备的要点

- 理想的种植体位置
- 骨的微创以及种植体良好的初期稳定性

▶ 理想的种植体位置

‖ 垂直向位置（图1-16）

考虑到生物学宽度[6,7]及微间隙[8,9]，以Brånemark System®种植体为代表的外部连接种植体将位于最终修复体牙颈缘（相当于游离龈边缘）根方3mm作为最佳位置，而以Nobel Replace®种植体为代表的内部连接种植体则以位于最终修复体牙颈缘根方2mm为理想位置。但是，对于要求美学修复的病例，如果有骨缺损，需要进行垂直骨增量的话，就必须要确保理想的种植体位置[10-17]。

▦ 理想的种植体垂直位置

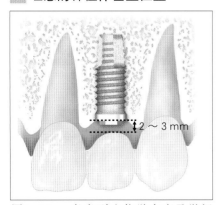
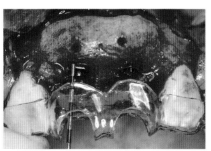
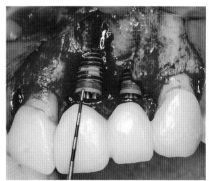

图1-16a　考虑到生物学宽度及微间隙，外部连接的种植体最佳位置为最终修复体牙颈缘根方3mm，而内部连接的种植体则以最终修复体牙颈缘根方2mm为理想位置。

图1-16b　埋入Brånemark System®种植体时，用牙周探针确认种植体位置（位于最终修复体牙颈缘根方3mm）。

图1-16c　埋入Nobel Replace®锥形种植体时，用牙周探针确认种植体位置（位于最终修复体牙颈缘根方2mm）。

唇（颊）、腭（舌）侧的位置

理想的位置是位于最终修复体牙颈缘的中央[18]，但如果唇（颊）侧有骨缺损，则需要进行骨增量[1,19]（图1-17）。但是，如果想避免进行骨增量，可以将钻孔开始位点设置在腭（舌）侧，向唇（颊）侧倾斜钻孔。

理想的种植体唇舌向位置

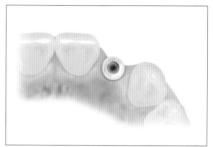

图1-17a　理想位置是位于最终修复体牙颈缘的中央。

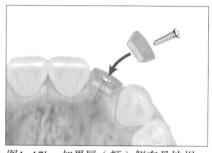

图1-17b　如果唇（颊）侧有骨缺损，则需要进行骨增量。

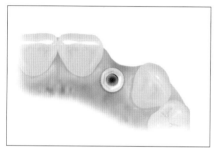

图1-17c　如果想避免进行骨增量，可以将钻孔开始位置设置在腭（舌）侧，向唇（颊）侧倾斜钻孔。

种植体与天然牙的距离

为了使牙龈乳头的再建成为可能，种植体与天然牙的距离应该为1.5～2.0mm[20,21]（图1-18）。如果比这个距离窄就会造成骨吸收，如果比这个距离宽就会出现黑三角。

理想的种植体近远中位置

◆种植体—天然牙
1.5～2.0mm

◆种植体—种植体
3.0～4.0mm

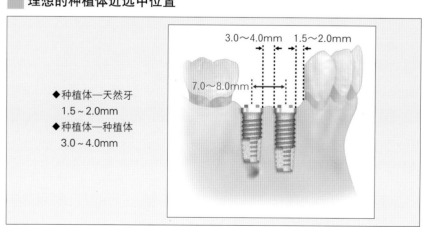

图1-18　考虑到龈乳头的重建，种植体与天然牙的距离是1.5～2.0mm，而种植体之间的距离为3～4mm。

种植体之间的距离（*图1-19*）

　　种植体相邻的情况下，如果想要重建龈乳头，种植体之间的距离必须是3~4mm[22,23]。如果比这个距离窄，种植体之间就会发生骨吸收。因此，如果选用直径同为4mm的种植体，两种植体之间的标准间隔则为7~8mm；直径4mm与直径5mm的种植体之间的标准间隔就应为8~9mm；直径同为5mm的种植体之间的标准间隔应为9~10mm（*图1-19*，*图1-20*）。如果种植体之间的距离不到3mm，就应该选择直径小的种植体，如果是3颗以上缺失时则应该采用桥体修复。

标准的种植体间隔

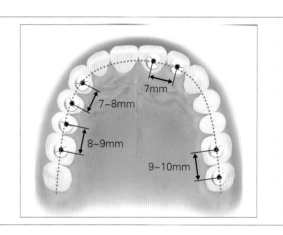

RP-RP：7~8mm
RP-WP：8~9mm
WP-WP：9~10mm

RP：4mm（直径）
WP：5mm

图1-19　RP种植体之间的标准间隔为7~8mm，RP与WP种植体之间应为8~9mm；WP种植体之间应为9~10mm。

标准的种植体间距的无牙颌病例

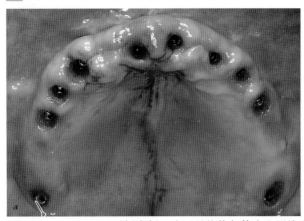
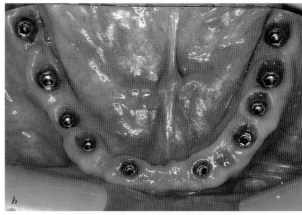

图1-20a，b 上下无牙颌病例，为了最终修复体中金属烤瓷冠能形成3组分段桥，上下颌按标准的种植体间距各埋入10颗种植体。

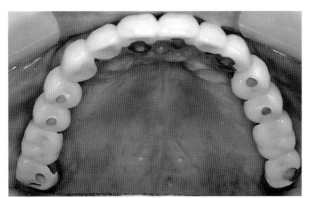
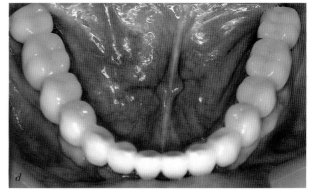

图1-20c，d 上下颌按3组分段桥安装最终修复体后的状态（殆面观）。上颌用螺丝固定，下颌用水门汀临时粘接。

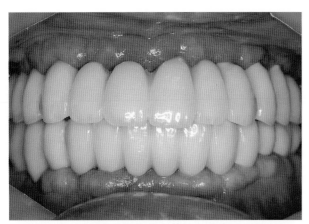
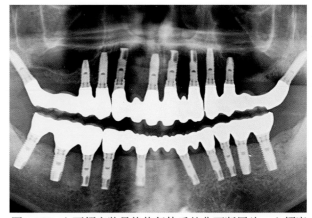

图1-20e 上下颌安装最终修复体后的状态（正面观）。虽是上下无牙颌病例，但牙齿都在原来的位置。因为按牙齿长轴方向埋入种植体，所以获得了良好的美学效果。

图1-20f 上下颌安装最终修复体后的曲面断层片，上颌磨牙区虽然骨量不足，但避免了上颌窦提升术，即采用翼突上颌种植体让第二磨牙的修复成为可能。

对骨最小的损伤和种植体良好的初期稳定性

根据骨质使用骨钻或骨凿制备种植体种植窝时，必须考虑如何将对骨的外科损伤最小化，以及种植体如何获得良好的初期稳定性。为了做到这一点，首先在给骨钻孔时就必须对骨质进行最终评价，为了能够判断皮质骨的厚度和骨质，还有松质骨的骨质及其均一性或不均一性，要在能够进行骨切削的范围内用最低速进行钻孔，这一点是很重要的（表1-4）。

对于骨质良好的病例（Ⅰ型骨质），如果用高的扭矩（60N·cm以上）埋入时，虽然可以获得良好的初期稳定性，但由于对骨的过度挤压[24,25]可能会造成与种植体接触的骨面坏死，就不能获得骨结合。因此，骨质为Ⅰ、Ⅱ型时，为了防止过度挤压，要用适当的扭矩（40~50N·cm）埋入，可以选用柱状种植体，必要时需要适当扩大制备的窝洞，

或使用自攻类型的种植体，有时使用攻丝钻也是必要的。钻孔时，为了防止对骨的过度产热，必须用生理盐水进行充分的冷却。而且钻孔时，为了防止过度产热，应尽量减少钻的重复使用，在能够进行骨切削的范围内用最低转数进行钻孔，这些都是需要注意的。

如果是Ⅲ或Ⅳ型骨质，用骨挤压器制备种植窝时，通常是低量预备（underpreparation）[24,26]，用骨挤压器使松质骨致密化[27]（表1-5，图1-21）。而且，使用根形（锥形）种植体也是获得良好初期稳定性的要点。对于Ⅲ、Ⅳ类型骨质，为了获得更好的初期稳定性，除了使用上述的技巧，还可以利用鼻底或上颌窦底的皮质骨进行双皮质骨固定种植，通过使用这些方法也有可能进行即刻负重[24]（图1-22，图1-23）。

表1-4 钻孔的要点

· 为了能够判断皮质骨的厚度和骨质，还有判断松质骨的骨质及其骨质是否均一，要在能够进行切削骨的范围内用最低转速进行操作
· 如果骨质软，用稍细一些的钻打孔（也可以同时使用骨凿）
· 如果骨质硬，可以用稍粗的钻打孔；即使是自攻型种植体也可以用攻丝钻切削；但如果骨质非常硬，可同时使用这两种方法

表1-5 骨挤压器的使用方法

· 上颌的病例中如果骨质软，可用2mm的钻制备种植窝后，使用与种植体形状相匹配的锥形骨凿，从细到粗依次使用来压缩松质骨
· 特别是，在上颌结节部埋入种植体时推荐使用骨挤压器
· 上颌窦提升中也可以使用骨挤压器

联合使用骨挤压器在上颌结节部埋入种植体的病例

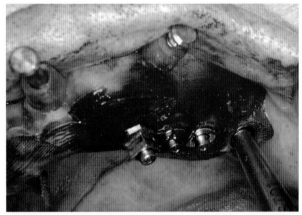

图1-21a 为了在上颌结节部埋入种植体，通过借助NobelGuide外科导板使用骨凿。

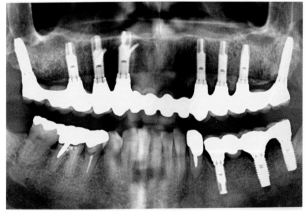

图1-21b 两侧使用翼突上颌种植体，在第二磨牙区获得后部支持最终修复体。安装后的曲面断层片。

双皮质骨种植

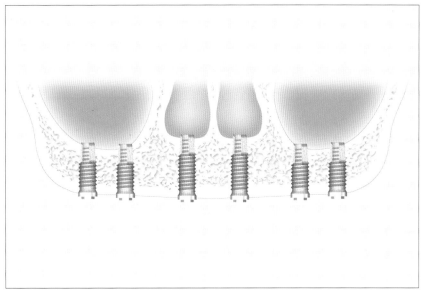

图1-22　用种植体贯通牙槽嵴顶皮质骨和鼻底、上颌窦底或翼突的皮质骨，获得具有有效初期稳定性的双皮质骨种植。

应用双皮质骨固定种植的上颌无牙颌的病例

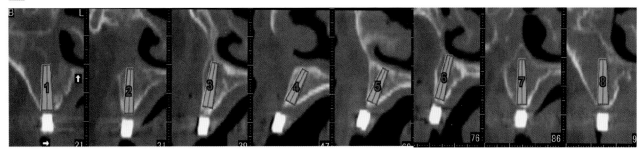

图1-23a　伴有骨质疏松的上颌无牙颌病例，CT像显示在两侧尖牙、第一前磨牙区有使用双皮质骨固定种植的可能。

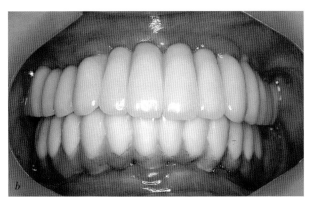

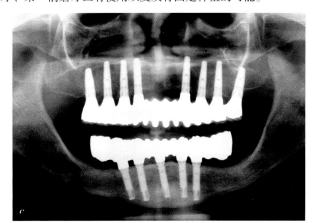

图1-23b，c　进行即刻负重，安装最终修复体后。

4 种植体植入

在进行上述骨质的种植窝制备时，选择适合该类骨质的种植体的形状也是很重要的[24,28]（图1-24）。

植入种植体时，为了防止对骨产生过度挤压，也为了能让初期稳定性更好，推荐使用up-and-down技术[24]。所谓的up-and-down技术，就是用扭矩20N·cm或30N·cm植入种植体至不能旋转时，如果加大扭矩值也不能旋转，就要反转让种植体退出1~2mm，然后再正转，这样能够将种植体植入更深位置，反复操作使用up-and-down技术，加大植入扭矩值，就可以将种植体植入预定深度（图1-25）。如果植入扭矩是50N·cm，还达不到预定深度，可以先撤出种植体，用骨钻扩大种植体种植窝或用攻丝钻切削，然后再使用up-and-down技术。

up-and-down技术的效果

①骨质软时，采用锥形种植体，通过反复使用这个技术，就可以逐渐压缩较软的松质骨，获得更好的初期稳定性；

②骨质硬时，采用直种植体，通过反复使用这个技术，将扭矩控制在50N·cm以内植入种植体，就不会对骨造成损伤（制备稍粗的种植窝，或者联合使用攻丝钻）（表1-6）。

植入种植体时必须注意的一点是，通常植入直径4mm的种植体时需制备3mm的种植窝，但如果种植窝的骨质与骨量不均一，即使以理想的角度制备种植窝，种植体会向骨质软的方向或是骨量少的方向倾斜（图1-26）。因此，在这种情况下，为了不产生倾斜，最好事先在骨质硬或骨量多的一侧多钻一些。

如果使用类似NobelGuide外科导板[29]进行导板手术就能够防止上述情况发生，就可以按正确角度植入种植体（图1-27）。但是，NobelGuide System®的原始使用方法为：①使用导板时不能行翻瓣手术；②由于种植体携带器与导板套管之间的摩擦抵抗导致实际植入扭矩低下的问题产生（表1-7）。针对前者，可以通过使用NobelGuide System®的变通[29]使用方法，使角化龈的保存与牙槽骨增量在翻瓣手术中成为可能（表1-8，图1-28）。针对后者，在比外科导板所定位置浅0.5~2.0mm处结束植入，然后取下外科导板，在持续确认扭矩值的同时，按照预定的植入深度完成最终的植入（表1-9，图1-29）。在即刻负重时则更需注意（图1-27）。

根据骨质、骨量选择种植体

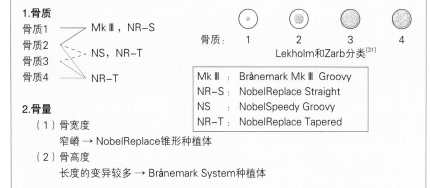

1.骨质

骨质1 ——→ Mk Ⅲ，NR-S

骨质2

骨质3 ——→ NS，NR-T

骨质4 ——→ NR-T

骨质： 1　　2　　3　　4

Lekholm和Zarb分类[31]

Mk Ⅲ：	Brånemark Mk Ⅲ Groovy
NR-S：	NobelReplace Straight
NS ：	NobelSpeedy Groovy
NR-T：	NobelReplace Tapered

2.骨量

（1）骨宽度

　　窄嵴 → NobelReplace锥形种植体

（2）骨高度

　　长度的变异较多 → Brånemark System种植体

图1-24 为了实现对骨的最小损伤以及获得良好的初期稳定性，制备适合骨质的种植体种植窝还有选择适合骨质状态的种植体都是很重要的。而且即使骨量很好，也应该考虑种植体的选择，所以事先准备好直种植体和锥形种植体是非常明智的。

种植体植入操作的要点

up-and-down技术

用扭矩20N·cm或30N·cm植入种植体至不能旋转时，如果加大扭矩值也不能旋转，就要反转让种植体退出1~2mm，然后再正转，这样能够将种植体植入更深位置，反复操作使用up-and-down技术，加大植入扭矩值，就可以将种植体植入预定深度。

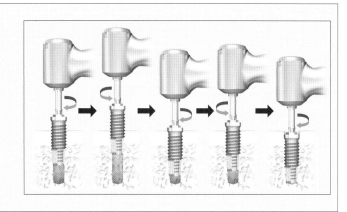

图1-25 埋入种植体时，为了对较软的松质骨产生压缩效果，并防止对硬质骨的过分挤压，同时获得更好的初期稳定性，推荐使用up-and-down技术。

表1-6 up-and-down技术的作用

·骨质较软时，通过使用锥形种植体以及反复此操作可逐渐压缩较软的松质骨，并获得更好的初期稳定性

·即使骨质较硬，选用直种植体并反复此操作，同时用50N·cm以内的扭矩进行植入，同样不会对骨造成损伤（制备稍粗的种植窝，或者联合使用攻丝钻）

植入时种植体的倾斜

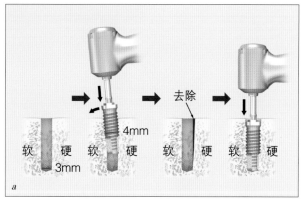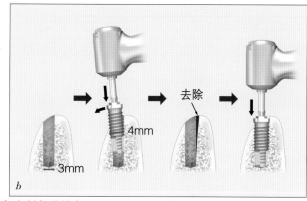

图1-26a，b 种植窝周围的骨质和骨量不均一时，即使以理想的角度制备种植窝，也会发生种植体向骨质软或骨量少的方向倾斜，为了避免发生倾斜，事先往骨质硬或骨量多的一侧稍多钻一些是很重要的。

NobelGuide System®的原始使用方法

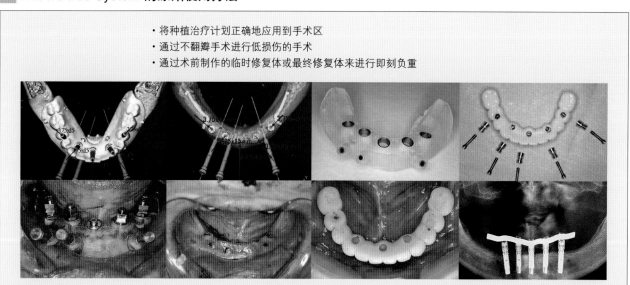

- 将种植治疗计划正确地应用到手术区
- 通过不翻瓣手术进行低损伤的手术
- 通过术前制作的临时修复体或最终修复体来进行即刻负重

图1-27 通过计算机模拟进行导板手术的NobelGuide System®的原始使用方法，只对于牙槽骨条件良好的病例以及通过不翻瓣手术进行即刻负重情况是有用的。

表1-7 NobelGuide System®原始使用方法的问题点

- 不能用于翻瓣手术
- 导板套管与种植体底座之间的摩擦力会降低实际的埋入扭矩值

表1-8 为了可以应用在翻瓣手术中的NobelGuide System®的变通使用方法的优点

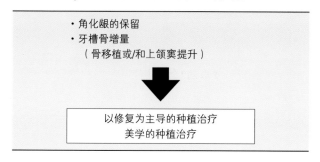

- 角化龈的保留
- 牙槽骨增量
  （骨移植或/和上颌窦提升）

以修复为主导的种植治疗
美学的种植治疗

NobelGuide System®的变通使用方法

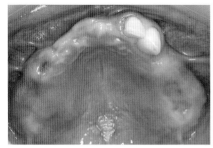

图1-28a　术前口腔彩照，左侧的牙槽骨条件良好，但 4 3 区有水平骨缺损。

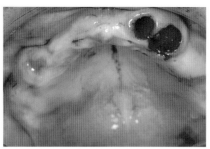

图1-28b　拔除 2 3 。

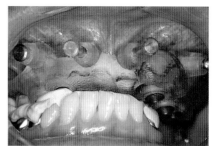

图1-28c　将NobelGuide外科导板用4颗固位钉固定在上颌骨上。

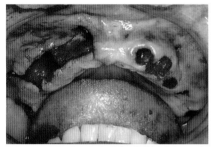

图1-28d　为了不进行翻瓣手术，在 7 4 5 7 区环切黏膜，为了翻瓣手术，在 5 4 3 区翻开黏骨膜瓣。

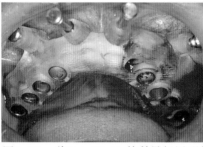

图1-28e　将NobelGuide外科导板用4颗固位钉再次固定在上颌骨上。

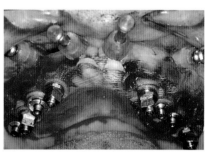

图1-28f　种植体植入结束。

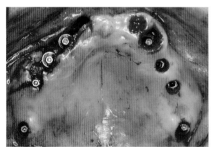

图1-28g　去除NobelGuide外科导板后，安装基台。

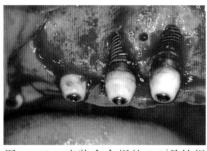

图1-28h　安装愈合帽的 4 3 骨缺损处。

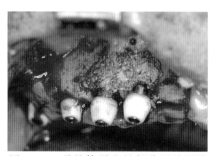

图1-28i　种植体露出的部分用骨屑填入。

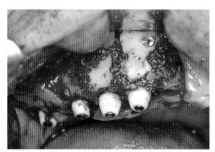

图1-28j　从下颌支取的2个块状骨用微螺钉固定后，植骨床骨与块状骨之间的间隙用骨屑填塞。

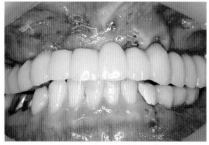

图1-28k　当天安装临时修复体。

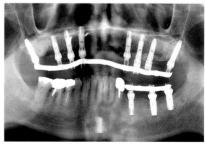

图1-28l　安装临时修复体后的曲面断层片。

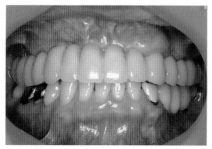
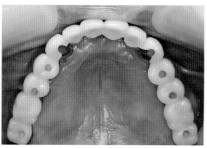
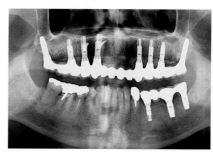

图1-28m 安装最终修复体后的正面观。 *图1-28n* 安装最终修复体后的殆面观。 *图1-28o* 安装最终修复体后的曲面断层片。

表1-9 因NobelGuide System®导致实际的植入扭矩值降低

骨质	使用NGST时的植入扭矩值	实际的植入扭矩值
Ⅰ型	50 N·cm	40~50 N·cm
Ⅱ型	50 N·cm	35~45 N·cm
Ⅲ型	50 N·cm	25~35 N·cm

防止植入扭矩值降低的方法

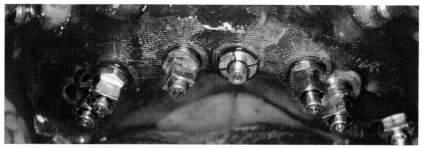
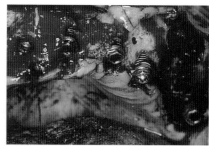

图1-29a 考虑到种植体基底与种植导板套管之间的摩擦抵抗会降低植入扭矩值，要在外科导板预定位置浅0.5~2.0mm的位置（Ⅰ型骨质0.5mm，Ⅱ型骨质1mm，Ⅲ~Ⅳ型骨质2mm）结束植入。

图1-29b 去除外科导板后的已经植入的种植体。

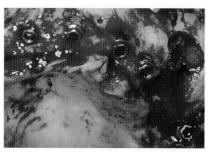

图1-29c 确认实际的最终植入扭矩值的同时，按照预定的植入深度完成最终的植入。

5 缝合

缝合时，首先应该考虑到黏骨膜瓣的创面间的接触，在黏膜厚度为3mm以上部位（上颌磨牙区等），用端端相对的单纯缝合就没有问题（图1-30a）。但是，在黏膜厚度不足3mm的部位，若只做单纯缝合，就容易变成创面对表皮（图1-30b）或表皮对表皮的状态（图1-30c）。为了保证创面对创面（图1-30d）的缝合，在水平切口的关键缝合区（邻牙及其正中间或缺牙区的近远中长度较长时，以8mm为间隔）进行水平褥式缝合，然后其余切口区以3mm为间隔进行单纯缝合（图1-31，图1-32）。进行褥式缝合时，即使是黏膜较薄的区域，为了能进行完全的创面对创面缝合，也不建议做垂直褥式缝合，而应该采用水平褥式缝合。纵行切口间隔3mm选用单纯缝合。缝合时，若结扎过紧，黏骨膜瓣的边缘会坏死，缝合线会脱离创面，造成创口裂开，所以不能结扎过紧很重要。

缝合线，使用5-0Vicryl缝合线，这种缝合线不容易堆积菌斑，而且拆线时即使残留也会被吸收。尼龙线也可以。但丝线由于容易堆积菌斑，且拆线时如果残留纤维就会成为感染源，所以不应该使用丝线。

缝合的要点

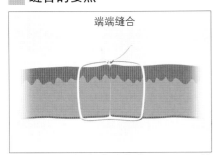

图1-30a　在黏膜厚度为3mm以上的部位，即使是单纯缝合，用端端缝合（end-to-end）也可以实现创面对创面。

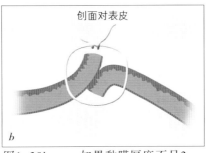

图1-30b，c　如果黏膜厚度不足3mm，只用单纯缝合会容易变成创面对表皮（raw-to-epi）或表皮对表皮（epi-to-epi）的状态，导致创口裂开。

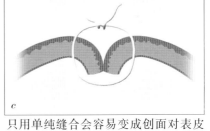

图1-30d　即使黏膜厚度不到3mm，为了保证创面对创面（raw-to-raw），关键缝合区应该选用水平褥式缝合。

■ 水平褥式缝合和单纯缝合

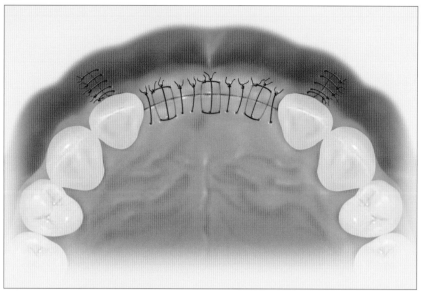

图1-31 为了保证创面对创面缝合，在水平切开的关键缝合区（邻牙区及其正中，牙缺失区的近远中长度较长区以8mm为间隔）行水平褥式缝合，然后其余切口区以3mm为间隔行单纯缝合。

■ 水平褥式缝合和单纯缝合

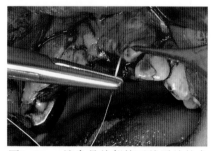

图1-32a 缝合是从邻接天然牙处的水平褥式缝合开始的。用有钩的显微镊子轻轻把持唇侧黏骨膜瓣，从距边缘3mm处刺入。

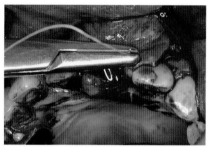

图1-32b 腭侧黏骨膜瓣也从距边缘3mm处刺入。

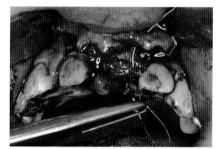

图1-32c 拔出缝合针，从腭侧黏骨膜瓣的水平方向上距离此刺入点3mm处再刺入。

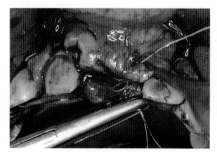

图1-32d 从唇侧黏骨膜瓣的水平方向距离第一个刺入点3mm处刺入。

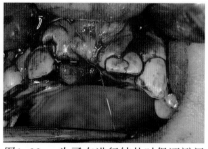

图1-32e 为了在进行结扎时保证瓣间接触，不让结扎松动，需紧密结扎，但也不能结扎过紧。

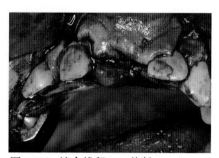

图1-32f 缝合线留2mm剪断。

图1-32g　其他位置的邻牙部与中央部
的水平褥式缝合结束。

图1-32h　垂直切开部位的缝合从牙颈
部翻瓣侧距瓣边缘3mm处进针。

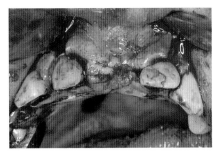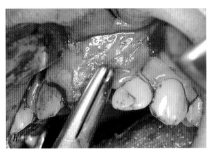

图1-32i　从不翻瓣侧的骨膜下通过，再
从距切开处3mm的地方出针。

图1-32j　结扎缝合线。

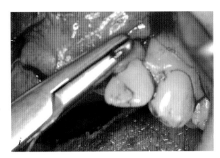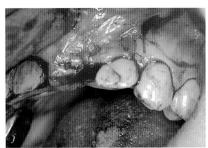

图1-32k　缝合后正面观。

图1-32l　缝合后咬合面观。

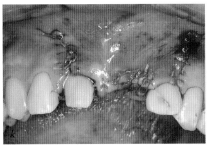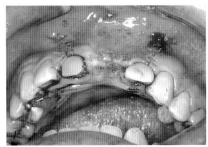

6 安装基台

▶ 环切法（punch-out法）

在骨量及角化龈充足的病例中，要在覆盖螺丝上切开约5mm的黏膜并剥离。覆盖螺丝上有骨存在时，用去骨环钻将骨去除。以覆盖螺丝中央的凹陷为参照物将组织环切钻插入，将覆盖螺丝上的黏膜环形切除（*图1-33*）。如果基台和种植体连接时有骨在中间阻挡，则需用去骨环钻（手用或机用）磨除。测算黏膜厚度，后牙区用高出黏膜约1mm的愈合基台连接。为保证愈合基台不松动，将扭矩加大至20N·cm拧紧。前牙区用与黏膜等高的愈合基台连接，期待唇侧黏膜可以覆盖生长。

■ 环切法

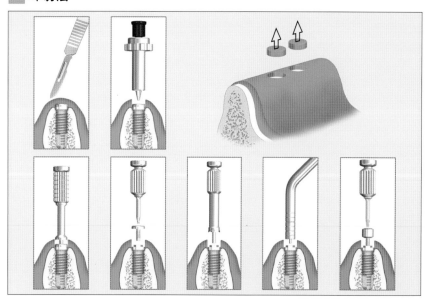

图1-33 用组织环切钻将覆盖螺丝上的黏膜环形切除。覆盖螺丝上有骨存在时，用去骨环钻将骨去除。如果基台和种植体连接时有骨在中间阻挡，则需用去骨环钻（手用或机用）磨除。测算黏膜厚度，连接愈合基台。

半环切法（half punch-out法）

角化黏膜不足时，在牙槽嵴顶水平切开后，需将唇（颊）侧黏骨膜剥离，再用剥离子保护，只将腭（舌）侧黏膜用环切钻半圆形环切（*图1-34*）即可。其他术式与环切法相同。

半环切法

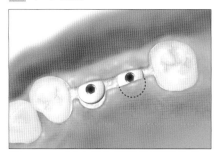 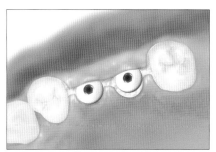 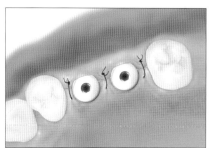

图1-34a　唇（颊）侧黏骨膜剥离后，用剥离器械保护，只将腭（舌）侧黏膜用环切钻半圆形环切即可。

图1-34b　按顺序以同样手法操作。

图1-34c　天然牙和种植体之间及种植体和种植体之间进行间断缝合。

龈乳头重建法（*图1-35*）

Palacci的方法虽然被普遍应用，但比起保留龈乳头的垂直切开法，在临床应用中更推荐龈沟切开法。

龈乳头重建法

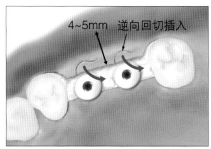 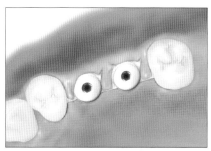 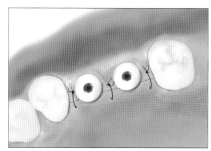

图1-35a　将唇（颊）侧黏骨膜剥离，形成半月状瓣。唇（颊）侧角化龈比较少时，可以用腭（舌）侧黏骨膜形成半月状瓣。

图1-35b　为了龈乳头重建，将半月状瓣转入天然牙和种植体之间及种植体和种植体之间。

图1-35c　为固定半月瓣，在天然牙和种植体之间及种植体和种植体之间进行间断缝合。

▶ **间断缝合法**

在磨牙区角化黏膜少且不进行骨增量时，可以在角化黏膜的中央部（多在牙槽嵴顶）做水平切开和龈沟切开（*图1-36*）。黏骨膜瓣剥离后，连接愈合基台，进行间断缝合。黏膜缺损而露出的骨面经过2个月的二次愈合，黏膜可以再生。骨块移植的情况下，露出的骨面1年以内不会有黏膜再生，故无法使用本方法。

■ **单纯缝合法**

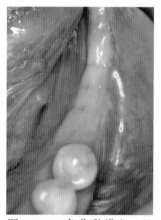

图1-36a 角化黏膜少，且不进行骨增量的下颌磨牙病例。

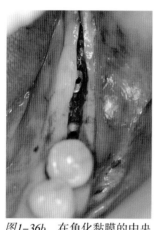

图1-36b 在角化黏膜的中央部做水平切开和龈沟切开。

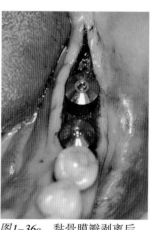

图1-36c 黏骨膜瓣剥离后，连接愈合基台。

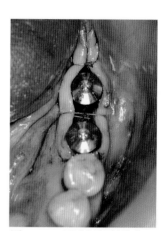

图1-36d 只进行间断缝合。

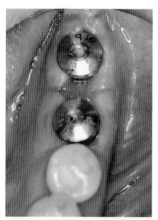

图1-36e 黏膜缺损而露出的骨面经过约1个月的二次愈合，黏膜不断再生，但种植体间的黏膜有凹陷。

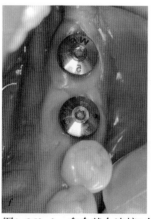

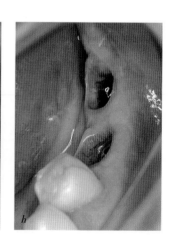

图1-36f~h 愈合基台连接2个月后，黏膜完全再生。

骨增量手术的要点

1 前言

种植治疗中涉及的牙槽嵴成形术，常用的有自体骨移植[1,14-17,30,33-35]、GBR[36-39]、牙槽骨牵张成骨术[11-16,40,41]等。临床中要考量各种方法的优缺点（表2-1），根据病例选择最适合的骨增量法。本书介绍的自体骨块移植是口腔外科和骨科中应用时间最久远，可预测性也比较高的一种方法，直至今天都被视作骨增量手术的金标准。自体骨块移植可大体分为血管化游离骨移植和单纯游离骨移植（表2-2）。血管化游离骨移植多用于颌骨重建等手术，因为会对骨营养的血管进行吻合，相当于活骨块移植，移植骨不会吸收，还有抗感染性，有不受移植基底骨条件限制的特点（图2-1）。牙槽骨牵张成骨术广义上说，可以归为血管化游离骨移植，成骨的可预测性高。

单纯游离骨移植[1,14,16,17,43]也有成骨的预期，但和血管化游离骨移植比较，其移植骨有吸收（髂骨松质骨大约50%，下颌骨大约20%），抗感染力弱，预后被基底骨条件所左右（图2-2）。要完全用软组织覆盖住骨移植带来的体积增加的骨组织，要避免创口裂开，还有作为解决由此带来的前庭沟变浅的方法——口腔前庭扩张术等软组织处理的手术难度大等，都是单纯游离骨移植的缺点。

GBR理论上可以期待其形成一定量的骨（一般最多7mm），但其后大概有1.5mm骨吸收，抗感染性低，预后对基底骨的依赖以及和单纯游离骨移植一样的软组织处理困难等缺点也是存在的。而且，GBR的成败很大程度上取决于术者的技术水平高低。

一般的种植治疗中的自体骨移植属于单纯游离骨移植的范畴，所以普通的临床医生对游离自体骨块移植的优点、缺点、适应证以及保证成功的术式要点的理解是十分关键的。还有，GBR在广义上也是（粉碎）单纯游离骨移植。自体骨移植的术式是骨增量手术的基础，GBR也适用这些基本术式（切开、剥离、减张切开、骨面处理、缝合等）。未掌握这些基本的术式，可能会造成创口裂开、膜暴露等失败。因此，本书对只做GBR的医生来说，也可以起到防止创口裂开的作用。这里用上颌前牙单牙缺失处骨块移植的病例加以说明（表2-3）。

表2-1 牙槽骨增量术的比较

	牙槽骨牵张成骨术	自体骨移植	GBR
采骨	不用	用	用（不用）
骨增加极限	无	有	有
软组织处理	容易	困难	困难
成骨可预测性	高	比较高	依赖医生技术

表2-2 血管化游离骨移植和单纯游离骨块移植的比较

	血管化游离骨移植	单纯游离骨块移植
血供来源	骨膜	周围组织
愈合过程	和骨折愈合相同	creeping substitution*
骨愈合速度	快	慢
术后骨吸收	0%	20%~50%
抗感染性	抵抗	弱
基底骨	不依存	依存

*creeping substitution（爬行替代）：以移植骨作为支架在周围形成新骨，同时移植骨吸收。如此反复，移植骨被改建。

带血管瓣的腓骨移植

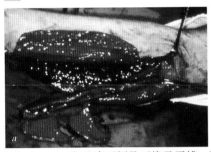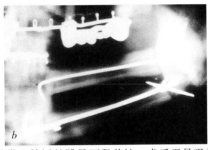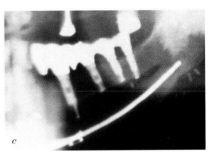

图2-1a~c　为重建下颌骨下缘及牙槽，取带血管瓣的腓骨两段移植，术后无骨吸收，种植治疗后也未发现骨吸收。

游离髂骨移植

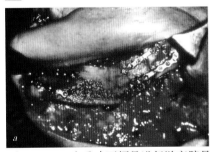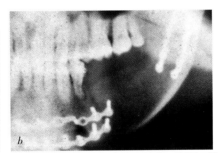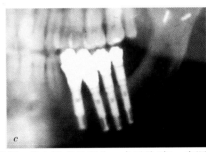

图2-2a~c　为重建下颌骨进行游离髂骨移植，来源于髂骨皮质嵴移植的下颌骨下缘部，基本没有骨吸收。术后约3年，来源于髂骨松质骨移植的牙槽部分有40%的骨吸收。种植治疗后基本没有更多的骨吸收。

表2-3 自体骨块移植要点

①血运良好的基底骨
②正确的术前、术后用药
③正确的瓣设计和保护性瓣剥离
④切实的减张切开
⑤移植处基底骨的正确预备
⑥移植骨和基底骨的良好吻合
⑦块状骨的坚强固定
⑧基底骨和骨块间缝隙用碎骨屑填塞
⑨避免创口裂开的缝合
⑩愈合期间骨移植部位避免负重

2 术前的检查与诊断

在以修复为主导治疗的基础上，根据X线片、曲面断层片以及CT的影像诊断，测量骨宽度及高度，从而掌握水平及垂直向的骨增量，进而选择最适合的骨增量法（*图2-3*）。因为通过骨移植，只能期待牙周的牙槽骨再生2~3mm。所以，如果与骨增量部位邻接的牙周袋超过6mm，或者在邻牙牙根暴露还在加重的情况下，就应该考虑拔除此邻牙（*图2-4*）。

根据既往史考虑供骨区的血运。如：①外伤或手术有瘢痕的情况下要注意（*图2-4*）；②伴有全身疾病的易感染患者是禁忌证（血糖控制较差的糖尿病患者，采用激素疗法的患者，骨代谢异常的患者等）；③颌骨接受过放射治疗的患者是禁忌证。

■ 初诊时

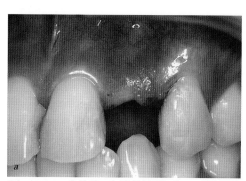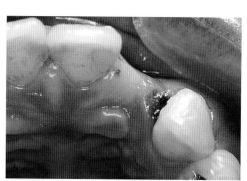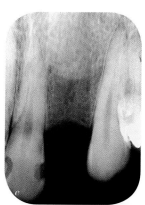

图2-3a~c　在外院6个月前拔除了 2 ，希望种植治疗来院（*a*，*b*）。缺牙处牙龈无异常，是薄型牙周生物型。缺牙处口内所见可预测水平向有4mm，垂直向有2mm的牙槽骨吸收。根据X线片（*c*），虽然在缺牙处的中央有2mm的垂直向骨吸收，但 1 的远中及 3 的近中未见骨吸收。因此，计划在种植体植入同时，从下颌升支取骨，采用以veneer graft（夹心法贴面法，就是普通的骨块植骨）为主的自体块状骨移植。

■ 缺隙邻牙的牙槽骨和软组织的检查、诊断（邻牙有重度骨吸收，缺牙区有瘢痕的病例）

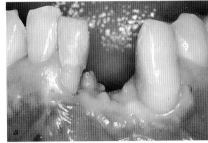
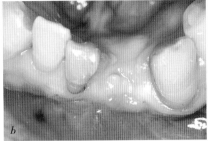
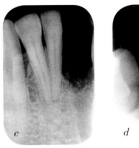

图2-4a，b　在外院进行两次骨增量皆失败，造成两侧邻牙有重度牙龈退缩并且缺牙区有瘢痕形成。

图2-4c，d　X线片可见两侧邻牙近缺牙侧的牙槽骨重度吸收。

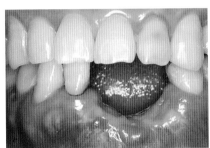
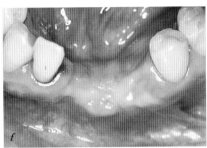
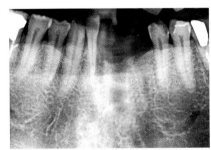

图2-4e，f　为了实施骨增量，拔除两侧邻牙，现缺失4颗牙。牙槽嵴处有7mm的垂直向骨吸收，并且缺牙区中央1/2有瘢痕，因为软组织缺失太大，牙槽骨延长术是最合适的骨增量法。

图2-4g　X线片显示垂直向骨缺损最严重处为7mm。

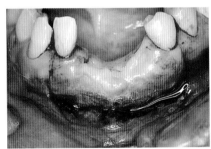
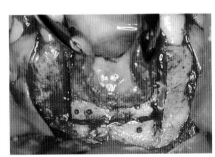
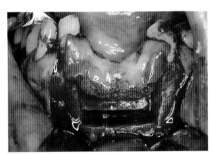

图2-4h　口腔前庭部切开并附加纵行切口。

图2-4i　用骨锯将骨切开。

图2-4j　用骨凿将移动骨片完全切断分离。

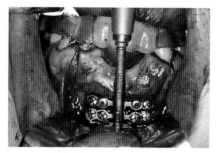
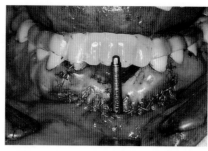

图2-4k　设置板状（plate-type）的牙槽骨伸张器。

图2-4l　缝合后。

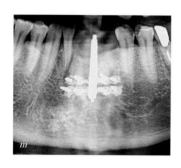
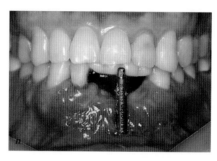

图2-4m　缝合后的X线片。

图2-4n　牙槽骨延长开始后。

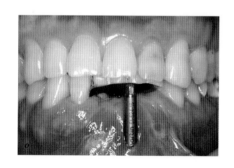
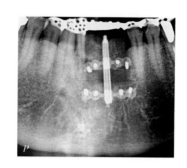

图2-4o　即使有瘢痕，通过牙槽骨延长术依旧可以获得足够的牙槽嵴增量。

图2-4p　不仅软组织，包括牙槽骨都获得3mm的过度增高（10mm的骨增高）。

3 适当的术前、术后用药

为了在取骨时抗菌药在血液中的浓度达到最大值，建议手术前30分钟口服抗生素加术前静脉点滴抗生素并用。手术前几天开始服用抗生素并没有意义。即使没有创口裂开，由于血肿内存活的细菌在术后2~3周内也可导致感染发生的可能，建议术后4周内口服抗生素。从细菌的耐药性考虑，建议前2周口服头孢菌素类或青霉素类药物，剩下2周口服新喹诺酮类药物（图2-5）。

原本考虑到抗生素的血液浓度，应每6小时服用1次，但患者常会忘记服用，因此告诉患者每餐饭后和睡前共服用4次效果较好。大范围骨移植或者同时进行多处骨移植时，应术后2周合并给予对厌氧性细菌有效性高的克林霉素（150mg×4C/d）。

图2-5　为使取骨时抗生素的血液浓度达到最高，要在手术前30分钟口服加手术前静脉点滴并用。即使没有创口裂开，术后2~3周也有感染发生的可能，所以在术后4周内都要服用抗生素。考虑到细菌的耐药性，建议前2周口服头孢菌素类或青霉素类药物，剩下2周口服新喹诺酮类药物。

正确的术前、术后抗生素应用

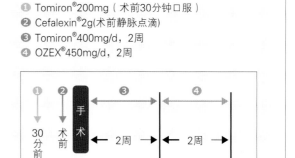

❶ Tomiron®200mg（术前30分钟口服）
❷ Cefalexin®2g(术前静脉点滴)
❸ Tomiron®400mg/d，2周
❹ OZEX®450mg/d，2周

4 恰当的翻瓣设计及轻柔仔细的分离

①纵行切开。

在骨增量时垂直切开设计一定不要保留缺牙区牙龈乳头的远中瓣，即在缺损部位邻牙的远端开始，考虑瓣的血供，做梯形瓣，一直切到龈颊移行处（图2-6，详见第1章种植外科基础P13）。

②水平切开。

缺牙区牙槽嵴顶的水平切开部位是成功的关键。但大部分医生是在错误的位置做水平切口，从而成为失败的主要原因之一（另一个失败的主要原因是不恰当的减张切开）。

如果只植入种植体，在牙槽嵴顶的任何部位加水平切口都可以。但进行骨增量时，在角化龈的范围内，切口应设计在唇（颊）侧，而不是牙槽嵴顶处（图2-7，图2-8）。如果只是植入种植体，则切口在腭侧（舌侧）比较方便。但在进行骨增量时，这却是最糟糕的设计（图2-9）。理由是，如果在腭（舌）侧做水平切口，腭（舌）侧瓣则会变短，为了覆盖增量的骨组织，唇（颊）侧瓣就需要更充分的减张切开，而且唇（颊）侧瓣要越过牙槽嵴顶到腭（舌）侧进行缝合，在牙槽嵴顶处唇（颊）侧瓣的张力就会增加，由此就会使唇（颊）侧瓣末梢出现血运障碍，创口裂开的概率增高（图2-9）。特别是，垂直向的骨增量相当多时，失败率会更高。

③剥离黏骨膜瓣。

骨增量时，黏骨膜瓣的血运非常重要。剥离子与骨面成直角刮过骨面来剥离黏骨膜瓣是操作的关键。而且，不要用镊子把持黏骨膜瓣，而是应该用两把剥离器械快速仔细地轻柔剥离黏骨膜瓣（详见第1章种植外科基础P19）。

■ 纵行切开

■ 水平切开

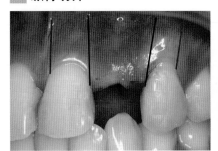

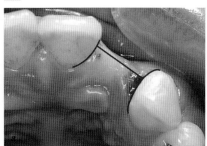

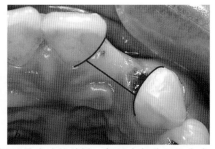

图2-6　不是沿黑线而是沿红线加纵行切口。如果沿黑线，缝合线就在骨增量部位的上方，感染概率增加，也容易造成牙龈退缩。

图2-7a，b　在缺牙区牙槽嵴顶水平位置切开是成功的关键，但是大部分医生会在腭（舌）侧做水平切口，这是失败的主要原因之一。为什么在唇侧（a）做水平切口，将在图2-8，图2-9进行解释说明。

水平切开（唇侧）

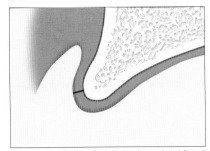

图2-8a　在角化龈范围内，在唇侧而非嵴顶处加水平切口，切口与牙龈成直角，直至骨面。

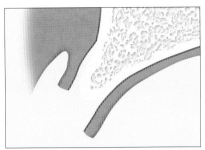

图2-8b　剥离黏骨膜瓣后，腭侧瓣就到了唇侧瓣的冠方。

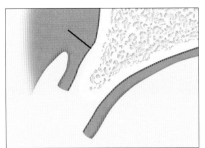

图2-8c　为了进行无张力缝合，选择在口腔前庭根方5mm做减张切口。

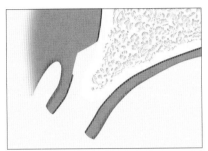

图2-8d　进行足够的减张切开后，唇侧瓣与腭侧瓣在同一高度。

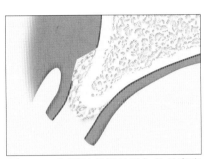

图2-8e　与通过骨增量增加的骨高度相比，腭侧瓣还保持在冠方。

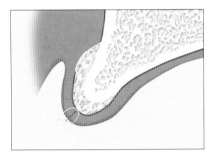

图2-8f　在牙槽嵴顶附近进行张力缝合，此时很难因缝合处的张力导致创口裂开。

水平切开（腭侧）

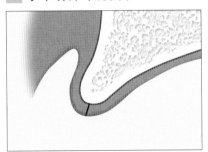

图2-9a　在腭侧而不是在嵴顶处，切口与牙龈成直角直至骨面。

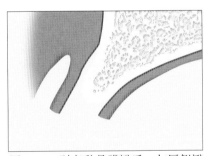

图2-9b　剥离黏骨膜瓣后，与唇侧瓣相比，腭侧瓣更偏向根尖侧。

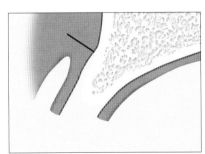

图2-9c　为了进行无张力缝合，在距离口腔前庭根方的5mm处行减张切口。

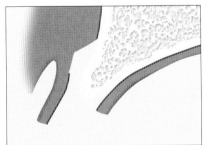

图2-9d　为了进行无张力缝合，需要加更充分的减张切口，而使唇侧瓣延长。

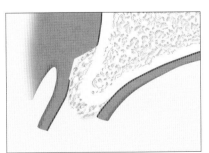

图2-9e　与通过骨增量增加的骨高度相比，腭侧瓣在根尖侧，特别是进行垂直向骨增量时更明显。

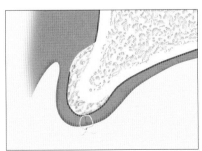

图2-9f　缝合处就要使唇侧瓣越过牙槽嵴顶在腭侧进行，唇侧瓣在牙槽嵴处的张力增加会使创口裂开的概率增高。

5 减张切开

骨移植和GBR失败最主要的原因是错误的减张切开或减张切开不充分，为了得到确切的无张力状态，学会正确的减张切开是骨增量成功的关键（*表2-4，图2-10，图2-11*）。

表2-4 减张切开的要点

①纵行切口基底部一刀切开骨膜
②如果只有骨膜切开不能得到充分的减张，要做骨膜切开部位更深层的切开
③如果还不充分，在纵行切口的基底部进行反向切开
④合适的减张切开标准是瓣之间有5mm的重叠

⬇

无张力的缝合才成为可能

减张切开的术式

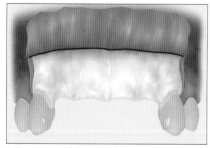

图2-10a 纵行切开直至口腔前庭，在纵行切开的基底部一刀进行减张切开。

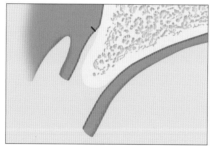

图2-10b 距离口腔前庭根方的5mm和骨膜成直角行减张切开。

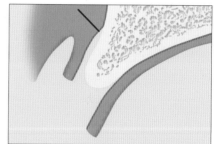

图2-10c 直到获得足够的减张切开，制成基底部稍宽的瓣，在同一部分做更深的切口。

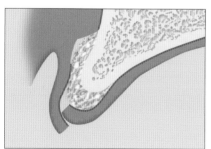

图2-10d 如果瓣之间能有5mm的重叠，就能够判断获得了确实的减张切开。

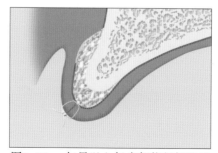

图2-10e 如果以上每步都能很好地进行，就能够进行无张力缝合，就不会发生创口裂开。

减张切开是否正确

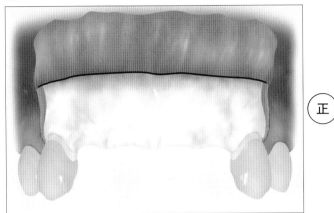

图2-11a　纵行切开的基底部，进行一刀减张切开。

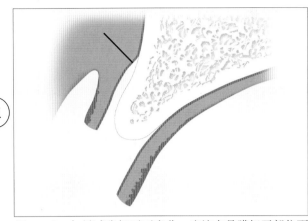

正

图2-11b　如果减张切开不充分，应该在骨膜切开部位更深地切开。

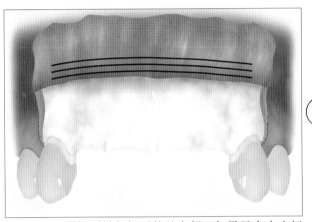

图2-11c　未切到纵行切开的基底部，如果只在中央切开，基底部仍残留牵张力，就不能达到减张要求。

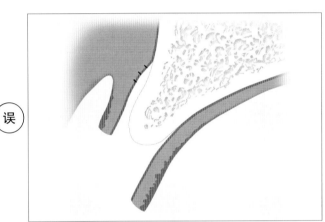

误

图2-11d　一般情况下，很多医生会选择呈栅栏状的数条减张切开，使用这种方法并不能获得充分的减张。

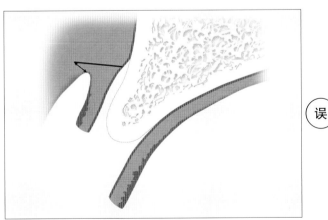

图2-11e　即使只做一刀减张切开，如果切开处过于靠近口腔前庭处，也会造成瓣的血运障碍。

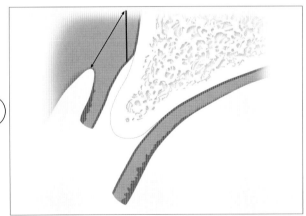

误

图2-11f　即使只做一刀减张切开，如果过于靠近骨面，瓣的基底部就会变得过宽，因此产生张力，并不能得到充分的减张。

纵行切开的基底部骨膜一刀切开（*图2-12，图2-14*）

2条纵行切口之间的基底部的骨膜附加一刀切开（*图2-12，图2-14*）。如果不能切到纵行切口的基底部，只在中央部进行切开，基底部就会残留张力，不能减张，因此切到基底部非常重要（*图2-11a，c*）。

进行骨膜切开的部位，应距离口腔前庭部约5mm。如果少于5mm，就会阻碍瓣的血运，如果距离口腔前庭过远，减张就会很困难。

剥离黏骨膜瓣的时候，不应该用镊子夹持瓣，但是减张切开时，由于需要给予切开部位一定的张力，所以为了使组织损伤最小化，用带钩的镊子（微型镊，*图2-13*）夹持口腔前庭部稍厚部位，再用新的#15刀片进行切开。

骨膜减张切开

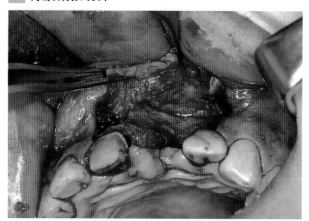

图2-12a 减张切开前。

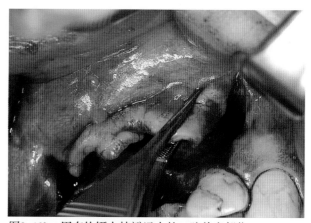

图2-12b 用有钩镊夹持瓣远中的口腔前庭部位。

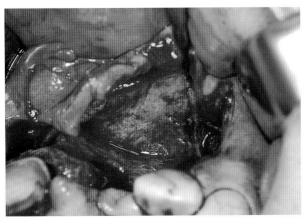

图2-12c　把瓣牵拉翻开，用镊子尖端标记相当于口腔前庭部位的骨膜。

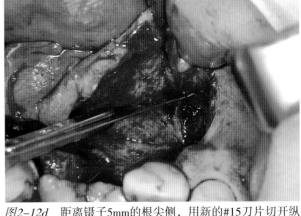

图2-12d　距离镊子5mm的根尖侧，用新的#15刀片切开纵行切口基底部的骨膜。这时，用镊子给切开处施加足够的张力是操作的关键。

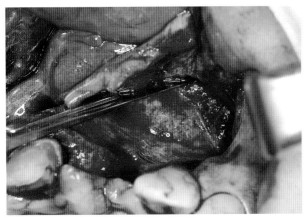

图2-12e　切开至瓣的近中侧。

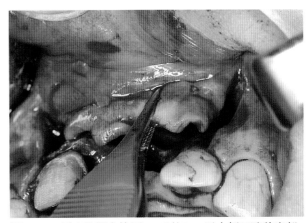

图2-12f　用有钩镊夹持图2-12b的5mm近中侧口腔前庭部。

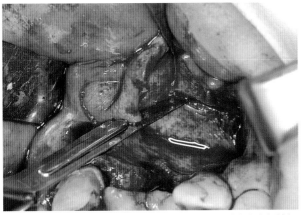

图2-12g　给切开处一定张力的同时，在距离镊子尖端根方5mm处行一刀切开。

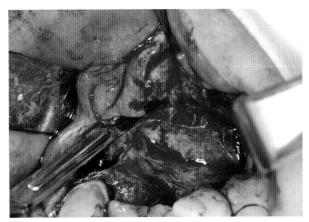

图2-12h　在夹持部位的近中侧行切开。

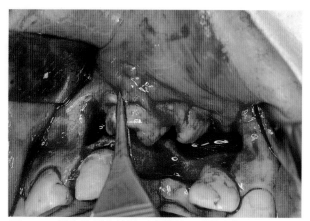

图2-12i　用有钩镊夹持瓣近中侧的口腔前庭部。

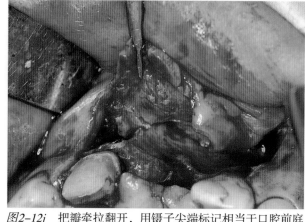

图2-12j　把瓣牵拉翻开，用镊子尖端标记相当于口腔前庭部的骨膜。

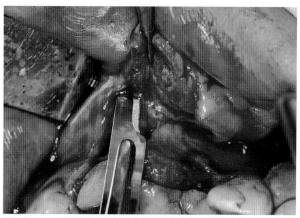

图2-12k　切开距离镊子尖端根方5mm的纵行切口的基底部的骨膜。

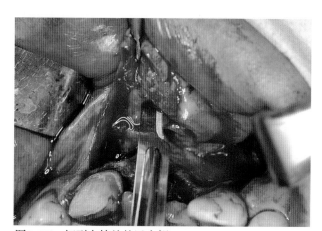

图2-12l　切到夹持处的远中侧。

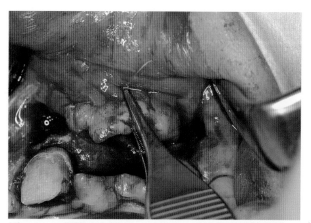

图2-12m　用镊子夹持图2-12i的5mm远中侧口腔前庭部。

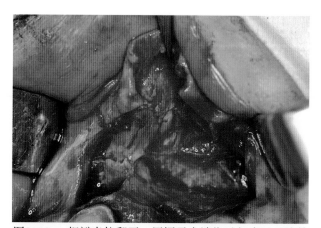

图2-12n　把瓣牵拉翻开，用镊子尖端指示相当于口腔前庭部的骨膜。

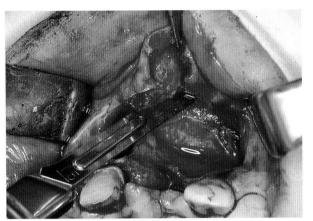

图2-12o　切开距镊子尖端根方5mm的骨膜。

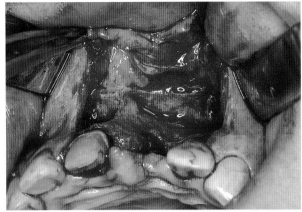

图2-12p　完成距骨膜5mm深的减张切口。

有钩镊

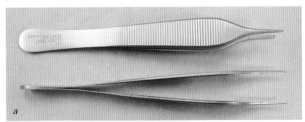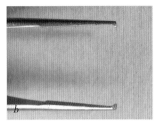

图2-13a，b　减张切开或缝合中需夹持瓣时，为使组织损伤最小化，适合使用有小钩的镊子。

■ 骨膜减张切开（上颌前牙缺失3颗的病例）

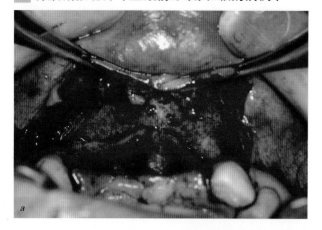
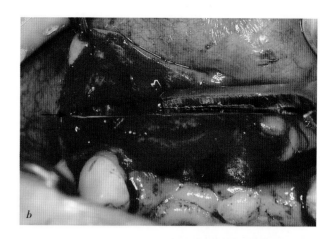

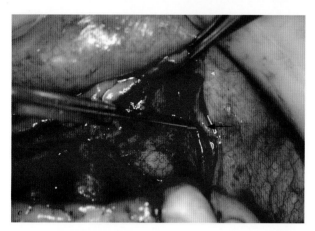
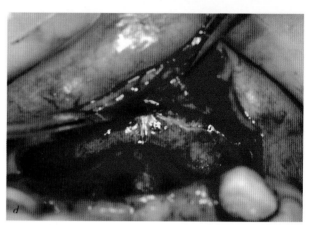

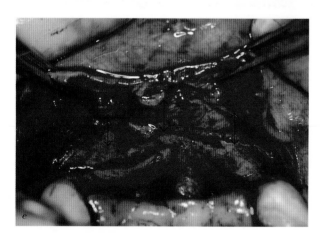

图2-14a ~ e 用镊子给予一定张力，距离口腔前庭根方5mm处，与骨膜成直角，用新的#15刀片在纵行切开的基底部进行一刀减张切开。为了获得充分的减张，在距离口腔前庭部的5mm或比这更深的部位切开时要考虑到瓣的血供，以制成基底部稍宽的瓣为目的，在同一部位进行更深的切开。*图2-14a* 减张切开前；*图2-14b，c* 纵行切开的基底部的减张切开（箭头所示）；*图2-14d* 两侧纵行切开基底部间的减张切开；*图2-14e* 获得约10mm的减张（箭头所示）。

仅一次骨膜切开不能获得足够减张时的对策

如果仅一次骨膜切开并不能获得足够减张，则应该在同一切开部位加深切口。一般情况，很多医生喜欢反复多次骨膜切开（栅栏状多条线），但这种方法不会得到足够的减张，而且一定会出现创口裂开，造成骨增量失败（*图2-11*）。

深部切开时，原则上要与骨膜成直角，距离口腔前庭至少5mm。考虑瓣的血供，将制成基底稍宽的瓣，以此为目标在同一部位切开。用食指触摸减张切口处，在有阻力的部位切开就可以了（*图2-15~图2-17*）。恰当减张切开的标准，简单来说就是骨增量后两侧瓣之间有5mm的重叠。因此，两侧瓣之间只能刚刚互相接触到的情况，一定会导致创口裂开。

如果这样的减张还不充分，有时会在纵行切开的基底部成120°反切3~5mm（*图2-18*，*图2-19*）。纵行切开与反切三角形的2条边形成一条略有弧度的直线，黑线的黏骨膜瓣变成红线的瓣，这就是瓣变长的原理（*图2-19*）。但是，1~2颗牙齿缺失时，考虑到瓣的血供，反切要短，必须成钝角150°。通过这些技巧，才可能获得切实的减张（*图2-20*）。

上述减张切口的切开方法，只能适用于颏孔及下颌舌侧以外的部位。在颏孔周围容易损伤颏神经，在下颌舌侧容易损伤舌神经及血管，所以并不适用。这两个部位的减张切开比较特殊，将在下颌磨牙区onlay植骨中解释说明。

减张切开在什么节点进行是非常重要的。减张切开不是在即将缝合前，而是在黏骨膜瓣剥离后就进行，止血后再进行缝合，这样由于术后血肿导致肿胀及感染的概率就会减少。如果缝合时减张不充分，可追加减张切开，出血部位用电刀凝固，确实止血后再缝合（*图2-21*）。绝不能利用缝合来止血。缝合前完全止血是外科的原则。

深部减张切开（上颌中切牙缺失的病例）

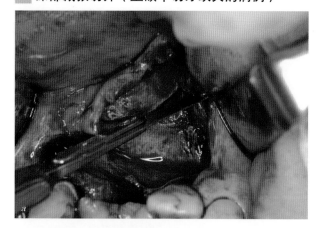
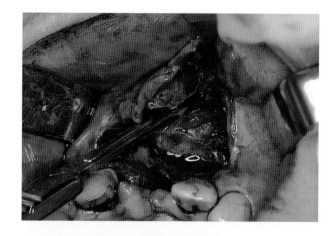

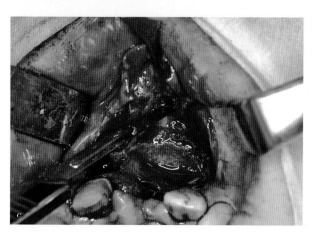
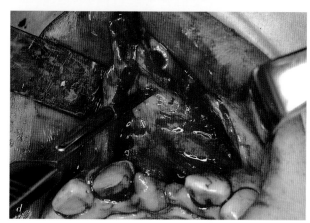

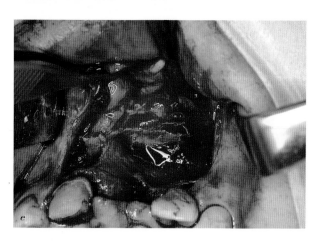

图2-15a ～ d 用镊子持续给切开处施加一定张力。考虑瓣的血运，需制成基底部稍宽的瓣，在骨膜减张切开同一部位加深切口。

图2-15e 深部减张切开结束。

两侧瓣之间的5mm重叠（上颌中切牙缺失的病例）

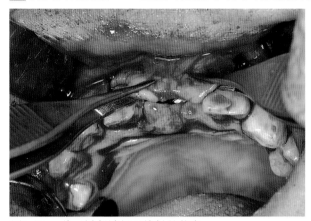

图2-16a 将两瓣断端相互接触的状态。

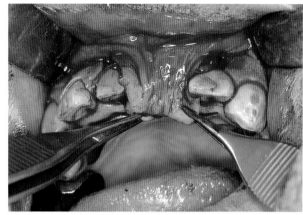

图2-16b 因为是骨增量前，两瓣之间的重叠超过5mm，最终骨增量后瓣之间的重叠要确认有5mm。

深部减张切开（上颌前牙3颗缺失病例）

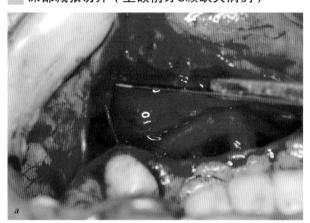

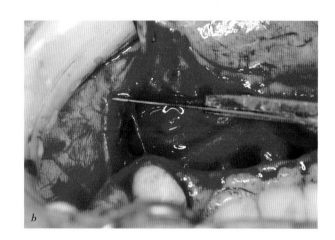

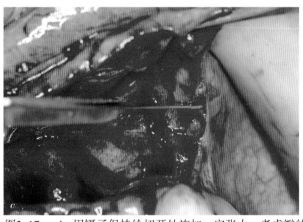

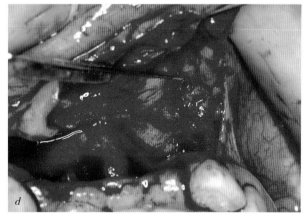

图2-17a~d 用镊子保持给切开处施加一定张力，考虑瓣的血运，需制成基底部稍宽的瓣，在骨膜减张切开同一部位加深切口。

■ 反切（上颌前牙3颗缺失的病例）

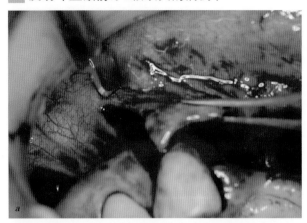
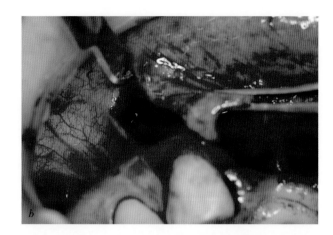
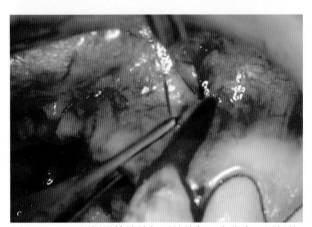
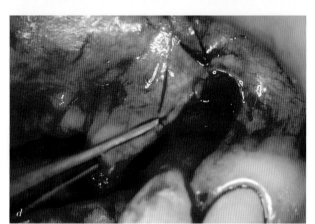

图2-18a ~ d　用镊子持续给切开处施加一定张力，用新的#15刀片在纵行切开的基底部以120°角反切5mm。

■ 反切的图解

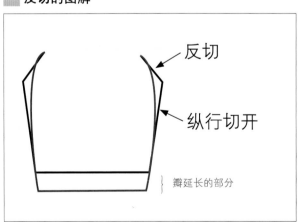

图2-19　在纵行切开的基底部以120°角反切3 ~ 5mm，纵行切口与反切三角形的两条边形成一条更长的直线。黑线的瓣变成红线的瓣，瓣就变长。

减张切开的前后（上颌前牙3颗缺失的病例）

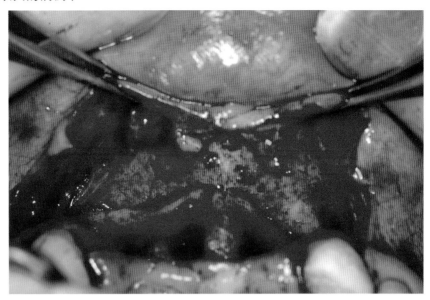

图2-20a　减张切开前。

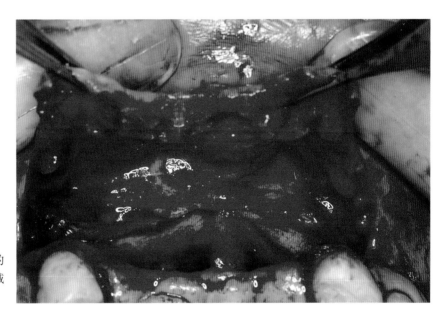

图2-20b　减张切开与反切后，原先的瓣基底部变宽变长，得到约20mm的减张。

用电刀止血（上颌中切牙缺失的病例）

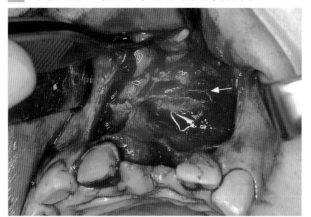

图2-21a 确认因减张切开导致的出血（白箭头）。

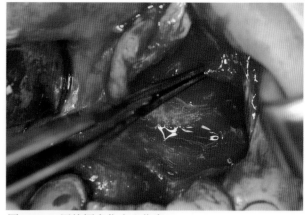

图2-21b 用钩镊夹住出血位点。

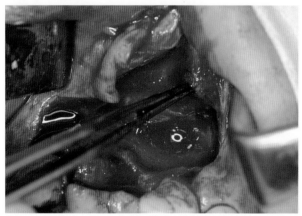

图2-21c 将电刀设置成止血模式，用电极触碰镊子止血。

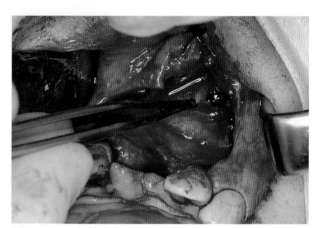

图2-21d 组织被炭化而止血，其他的出血点用镊子夹住。

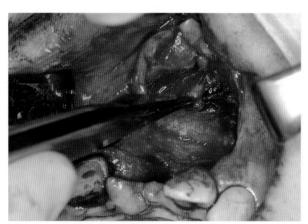

图2-21e 用电刀的电极触碰镊子止血。

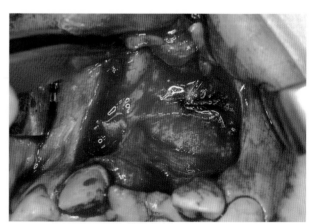

图2-21f 用电刀止血处置结束。

6 受骨区的适当预备（图2-22）

骨面的搔刮及邻牙的根面平整

在皮质骨上打孔形成溢出孔之前，如果骨面残留的软组织不被彻底搔刮除去，移植骨或GBR的植骨材料与骨面之间有软组织存在，就会产生骨愈合不全或骨吸收等问题，这是骨增量失败的原因。有的观点认为自体骨移植时，因为没有血供会导致骨吸收多，有时骨甚至全部被吸收。但笔者认为没有将受骨区骨面彻底搔刮才是真正的原因。因此，制备溢出孔固然重要，但绝对不能忘记用挖匙将骨面残留的软组织彻底搔刮除去，直到刮骨面时会产生清脆的声音（图2-22，图2-23）。

因为有因邻牙牙周袋导致感染的病例，所以应该对邻牙进行根面平整（图2-23）。由骨增量导致的牙槽骨再生，因为只能预计2~3mm。邻牙邻接骨增量部位的牙周袋如果超过6mm，应该探讨将此牙拔除。

■ 受骨区的正确制备

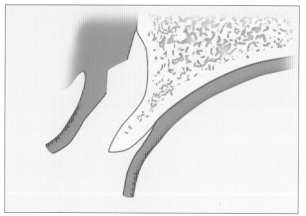

图2-22a 剥离黏骨膜瓣后的骨面残留软组织（细红线）。

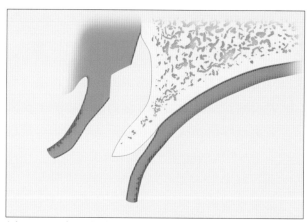

图2-22b 在经皮质骨打孔形成溢出孔之前，必须将骨面残留的软组织彻底搔刮除去。即使忘记打溢出孔，也不会有大的问题，但绝对要将骨面残留的软组织彻底搔刮去除。

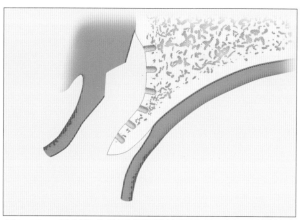

图2-22c 搔刮除去骨面残留的软组织后，用#4的圆钻在皮质骨上制备孔形成溢出孔。

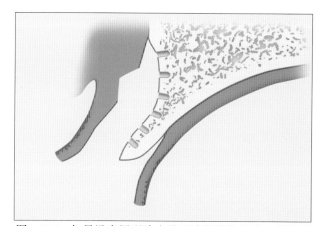

图2-22d 如果没有搔刮除去骨面残留的软组织，即使形成溢出孔，因为移植骨或GBR的植骨材料与骨面间有软组织存在，会产生骨愈合不全或骨吸收等问题，这是导致骨增量失败的原因。

骨面的搔刮与邻牙的根面平整

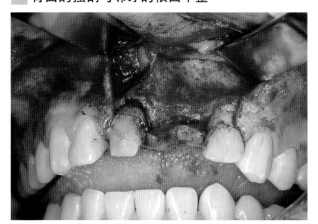

图2-23a　剥离黏骨膜瓣后的骨面残留软组织。

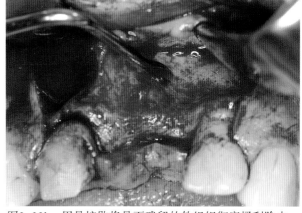

图2-23b　用骨挖匙将骨面残留的软组织彻底搔刮除去，直到刮骨面时会产生清脆的声音。

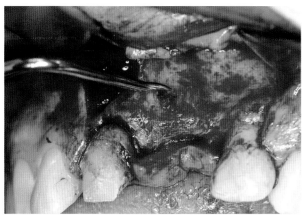

图2-23c　将骨增量部位的骨面的软组织彻底搔刮除去。

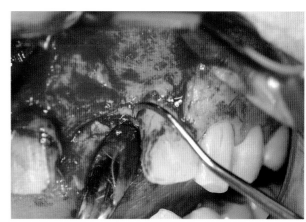

图2-23d　因为有因邻牙牙周袋导致感染的病例，所以对邻牙进行根面平整。

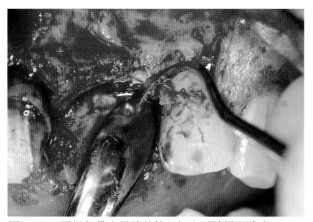

图2-23e　牙根与骨交界处的软组织也要被搔刮除去。

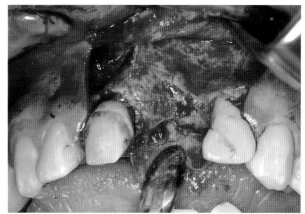

图2-23f　骨面的搔刮与邻牙的根面平整结束的状态。

▶ **溢出孔的形成**（图2-24）

用#4圆钻在皮质骨上打孔，造成骨髓出血。但是，下颌磨牙区的皮质骨有3~5mm厚，即使打2~3mm深的孔，也可能不会出血，但这应该不会影响结果。必须注意上颌前牙区不要损伤天然牙的牙根。

■ 溢出孔的形成

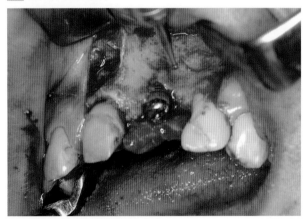

图2-24a 用#4圆钻制备溢出孔。

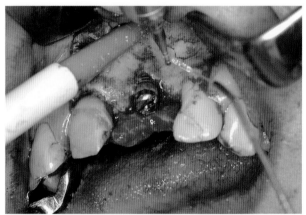

图2-24b 边用生理盐水冷却边在皮质骨上打孔，形成溢出孔。切削出的骨片用骨收集器回收，将用于植骨。

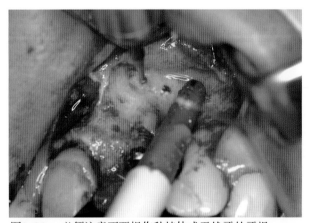

图2-24c 必须注意不要损伤种植体或天然牙的牙根。

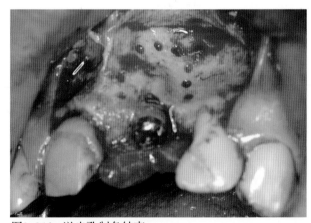

图2-24d 溢出孔制备结束。

7 移植骨与受骨区骨的良好匹配

与受骨区骨接触面越大，骨愈合越早，而且骨吸收会变少。用#8钻仔细修整块状骨（*图2-25*），修整时，用生理盐水充分冷却，避免产热导致块状骨变性。而且，修整后的块状骨不要与天然牙或种植体接触，保持1mm的距离。块状骨如果与天然牙接触，同一部位的牙周袋有可能成为感染源，这和非吸收膜不与牙接触是同样原因。最后，块状骨与天然牙或种植体之间的间隙用粉碎骨填塞。

块状骨的修整

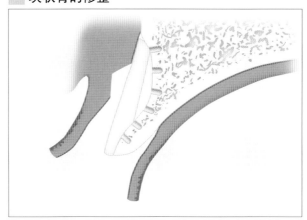

图2-25a 修整块状骨。与受骨区骨的接触面越大，骨愈合越早，骨吸收也变小。

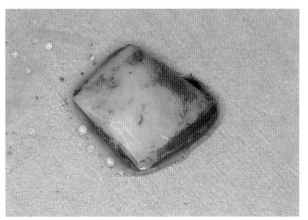

图2-25b 从下颌升支取的块状骨。

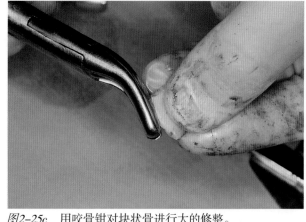

图2-25c 用咬骨钳对块状骨进行大的修整。

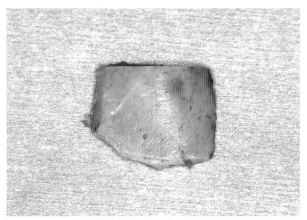

图2-25d 用咬骨钳修整后的块状骨。

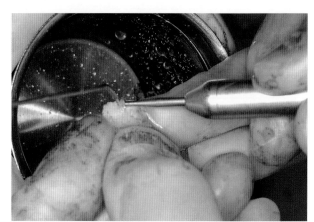

图2-25e 在生理盐水的冷却下，用#8圆钻修整块状骨，使块状骨及受骨区骨有最大面积的接触，并使块状骨与天然牙或种植体间有1mm的间隙。

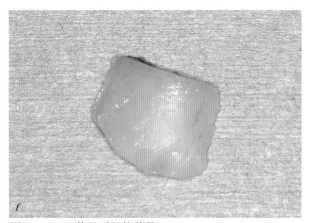

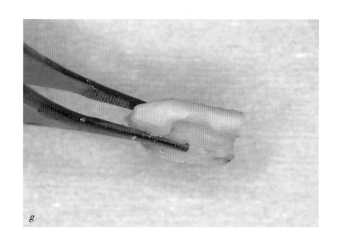

图2-25f, g 修整后的块状骨。

8 将块状骨稳定固位

如果将块状骨修整成与受骨区骨有很大的接触面积，那么即使是较大的块状骨，用1颗微螺钉（直径为1.5mm）就能稳定固位（*图2-26*，*图2-27*）。如果块状骨与受骨区骨接触不良，就会影响骨愈合，骨吸收量也会变大。如果用1颗微螺钉固定块状骨还摇动时，不要轻易追加1、2颗微螺钉，而是让块状骨与受骨区骨更严密接触，重新用微螺钉固位，或者重新修整块状骨。如果块状骨有锐利边缘会导致牙龈裂开，由此可能导致感染的发生，所以必须将块状骨锐利边缘修整好（也可在块状骨固定后进行）。

■ 用微螺钉将块状骨稳固固定①

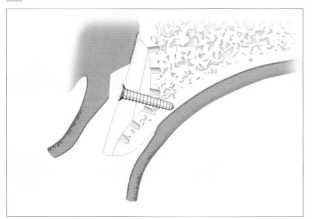

图2-26a　将块状骨修整成与受骨区骨有最大面积的接触后，用1颗微螺钉固定块状骨。

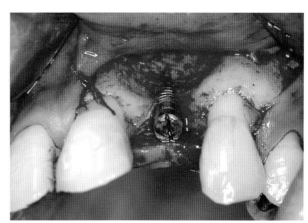

图2-26b　如果需要水平及垂直向骨增量时，用高度为2mm的愈合基台与种植体连接是关键。

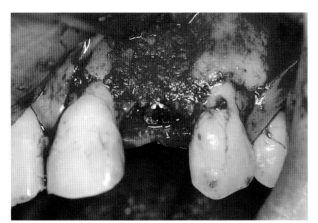

图2-26c　将因骨裂开露出的种植体表面用粉碎骨覆盖。

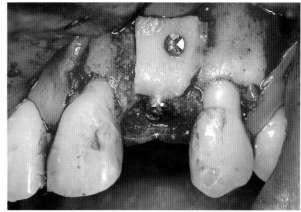

图2-26d　将块状骨修整成与受骨区骨有更大面积的接触后，用微螺钉（直径为1.5mm）可稳固固定块状骨。

■ 用微螺钉将块状骨稳固固定②

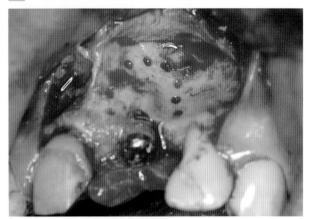

图2-27a 骨面搔刮，溢出孔形成，邻牙根面平整后。

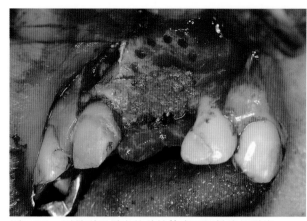

图2-27b 因骨裂开露出的种植体表面用粉碎骨覆盖。

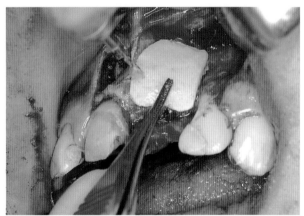

图2-27c 用镊子固定修整后的块状骨。

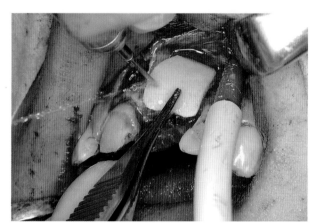

图2-27d 在生理盐水的冷却下，将块状骨及受骨区骨打孔，注意不要损伤天然牙和种植体。

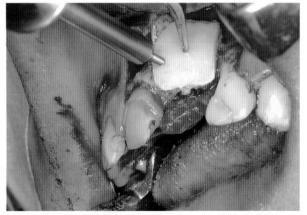

图2-27e 用1颗微螺钉（直径为1.5mm）将块状骨稳固固定。

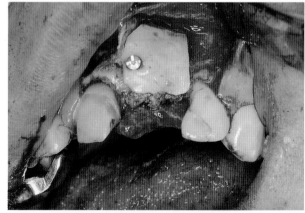

图2-27f 块状骨的锐利边缘会导致牙龈裂开，由此可能导致感染的发生，所以必须将其锐利边缘修整好。

9 受骨区骨与块状骨之间的间隙用粉碎骨填塞

用微螺钉将块状骨固定后，如果就这样缝合，那么在骨形成之前，受骨区骨与块状骨之间就会侵入软组织，由此会导致骨愈合变差，骨吸收量也会变大。因此，移植块状骨时，将此间隙用粉碎骨或骨收集器回收的骨完全填塞是非常重要的（图2-28，图2-29）。

粉碎骨或骨收集器回收的骨如果直接使用，因为没有一定形状，移植后很容易移动。用采集的静脉血与其混合搅拌，然后等待其凝固，用纱布去除血清并将混合物压缩，可塑形，这样移植后就可以防止移动（图2-30）。但是，一旦受植区出血，就失去塑形性了，所以必须要切实地止血，并用纱布在受植区将其再次压缩成形。

移植块状骨时，很多医生会选择联合使用屏障膜。如果进行上述的术式，可以选择不使用屏障膜。因为使用屏障膜，可能会阻碍骨膜来源的血供以及骨新生功能，因此，不应该使用屏障膜。

■ 受骨区骨与块状骨之间的间隙用粉碎骨填塞①

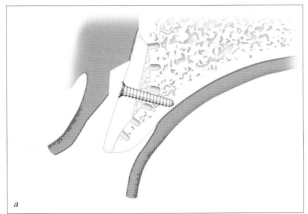
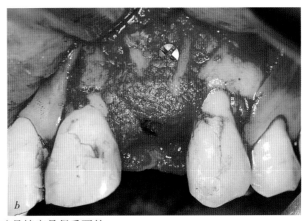

图2-28a，b　移植块状骨时，受骨区骨与块状骨之间的间隙用粉碎骨填塞是很重要的。

■ 受骨区骨与块状骨之间的间隙用粉碎骨填塞②

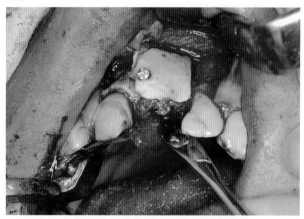

图2-29a 即使将块状骨修整成与受骨区骨有最大面积的接触，在将其固定后，受骨区骨与块状骨之间也会产生间隙。

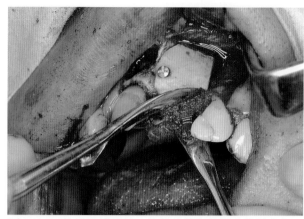

图2-29b 从牙槽嵴顶处，将粉碎骨与静脉血的混合物用剥离子填塞。

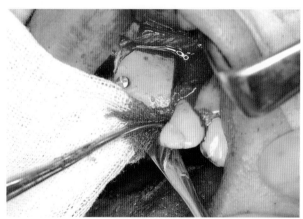

图2-29c 因血液导致粉碎骨散开时，用纱布将血液吸出。

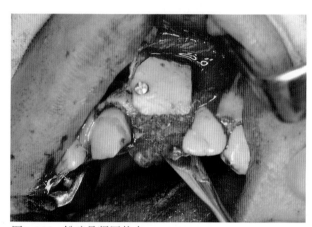

图2-29d 粉碎骨凝固状态。

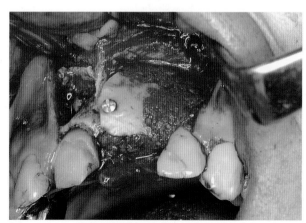

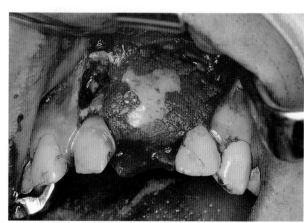

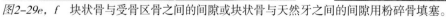

图2-29e，f 块状骨与受骨区骨之间的间隙或块状骨与天然牙之间的间隙用粉碎骨填塞。

粉碎骨与静脉血混合

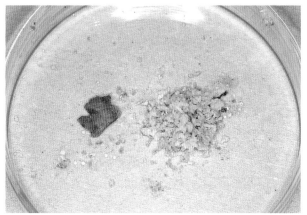

图2-30a　右侧是用骨研磨器粉碎的骨（粉碎骨：particulate bone），左侧是用骨收集器回收的骨（suction-trapped bone）。

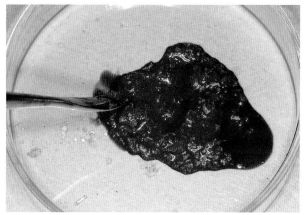

图2-30b　将粉碎骨和用骨收集器回收的骨与采集的1mL静脉血混合、搅拌。

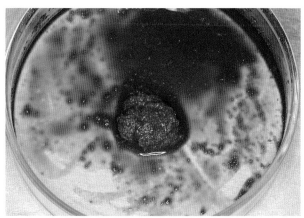

图2-30c　凝固后的骨与静脉血的混合物。

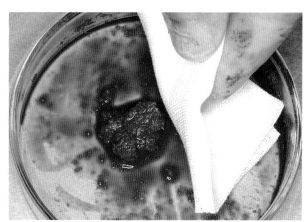

图2-30d　凝固后用纱布将血清除去。

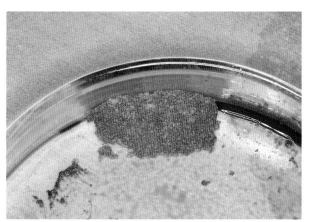

图2-30e　骨与去除血清的静脉血混合物。

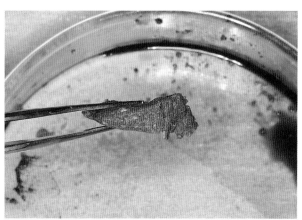

图2-30f　骨与静脉血混合物因为可塑形，所以能用镊子夹持。

10 避免创口裂开的缝合

缝合时，首先要考虑将瓣两侧的新鲜组织面接触，如果是组织面对上皮或上皮对上皮接触的话，需要剥离瓣边缘的黏膜上皮，这种手术方式称为去上皮术（*图2-31*）。用新的#15c刀片，将宽2~3mm、厚5mm黏膜上皮剥除，在刀片使用不便的位置也可以用剪刀。

在骨增量的时候，牙槽嵴顶部水平切开的关键缝合部（邻牙之间正中，缺损的近远中距离长的情况8mm间隔）行水平褥式缝合，之后以3mm间隔对包括垂直向切开的全部切口行间断缝合（*图2-33*，*图2-34*，详细见第1章种植外科基础P33）。

■ 去上皮术

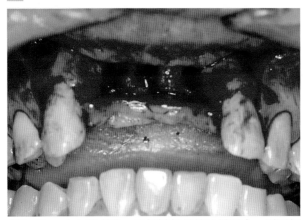

图2-31a 去上皮术前。腭侧瓣如果就这样缝合，则唇侧瓣的新鲜组织面将和腭侧上皮相对接，创口会裂开。

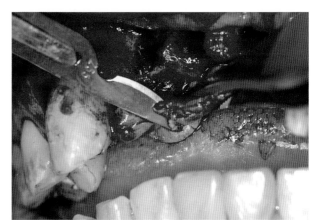

图2-31b 用新的#15c刀片，将宽2~3mm、厚5mm黏膜上皮剥除。

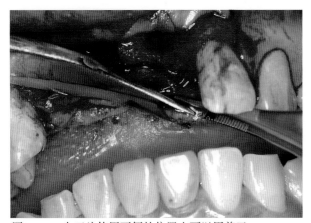

图2-31c 在刀片使用不便的位置也可以用剪刀。

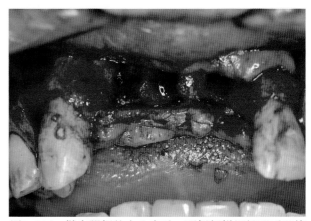

图2-31d 做完腭侧的去上皮后，两侧新鲜组织面可以接触。

再次确认两侧瓣可以重叠5mm（*图2-32*）

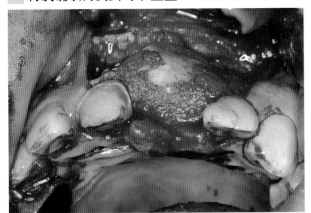

图2-32a　自体骨块移植结束。

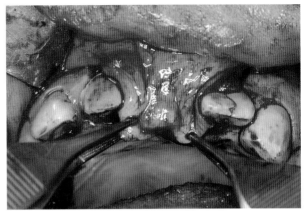

图2-32b　为了达到无张力缝合，再次确认两侧瓣可以重叠5mm，不够的话，可以追加做减张切开。

水平褥式缝合和间断缝合（上颌中切牙缺损的病例）

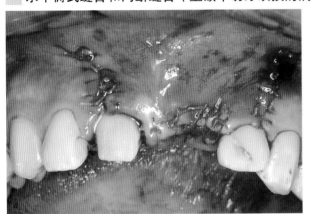

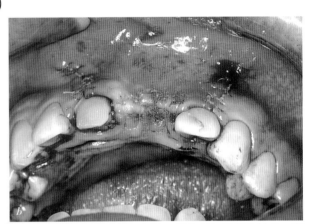

图2-33a，b　水平褥式缝合要在离唇侧和腭侧3mm处进针，接着在距其水平向3mm处出针，打结。缝合时如果用力结扎，瓣的边缘会坏死，导致缝线脱落创口裂开，所以不要结扎太紧。垂直切口用间断缝合就够了。

水平褥式缝合和间断缝合（上颌前牙3颗缺损的病例）

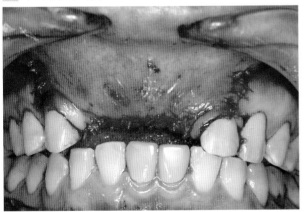

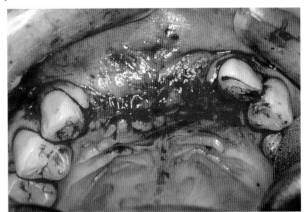

图2-34a　垂直骨增量要8mm，整个瓣向牙冠侧移动，因垂直切口无法在同样部位复位，在瓣的底角处做剪切后缝合。

图2-34b　尽管在仅有少量角化龈的唇侧做牙槽嵴顶水平切开，因为垂直骨增量达8mm之多，所以缝合处选择在牙槽嵴顶的腭侧。这种情况下切实的5mm瓣重叠和腭侧瓣的去上皮就是成功的要点。

11 愈合期骨移植部位修复体的避免负重

骨移植部位在愈合期间最好使用避免负重的临时修复体（图2-35）。如果能做基牙的天然牙较少时，可以和临时种植体合并行临时固定修复，或者用最终种植体行即刻负重，安装临时修复体（图2-36）。中间缺牙时，如果能避免活动义齿与黏膜接触就可以使用，但游离端缺失时就不能使用。对于游离端缺失的病例，如果需要余留牙修复时，在愈合期间最好使用有悬臂梁的临时固定修复（图2-37）。还有前牙区多颗牙缺失时，不要用活动义齿，而是使用粘接型的临时修复体，这样既可避免骨移植部位的负重又能满足审美要求（图2-38）。

骨移植后的即刻临时修复体

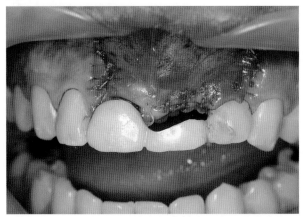

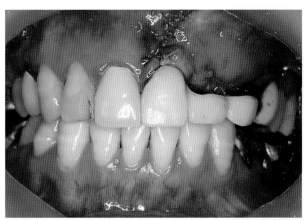

图2-35a 在上颌中切牙缺失的病例中，术后黏膜肿胀，为了避免骨移植部位存在负荷，粘接的临时桥的桥体距离骨移植部黏膜的间隙为3mm。

图2-35b 上颌前牙2颗缺失的病例，术后即刻安装临时修复体。

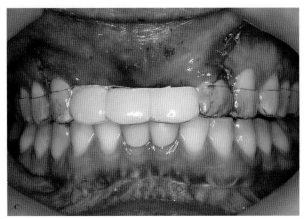

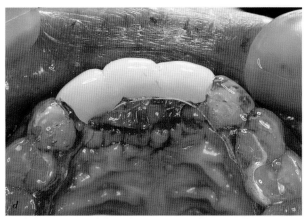

图2-35c，d 上颌前牙3颗缺失的病例。因术后牙龈肿胀，约2周无法安装临时固定修复（粘接式），因此制作功能性活动义齿，桥体距离牙龈3mm。

用最终种植体做即刻负重的临时修复体

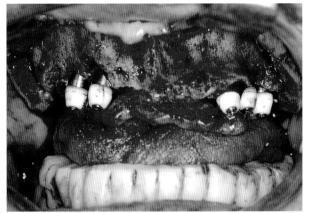

图2-36a　上颌无牙颌的病例，从正中到右侧第一前磨牙区有水平骨缺损。

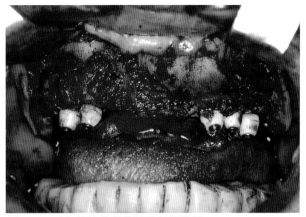

图2-36b　用2块块状骨移植进行骨增量。

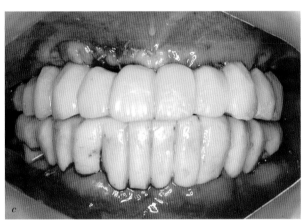

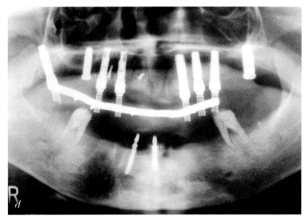

图2-36c，d　为了即刻负重，当天安装临时修复体，为了避免骨移植部位的负荷，让临时修复体与牙龈间留有间隙。

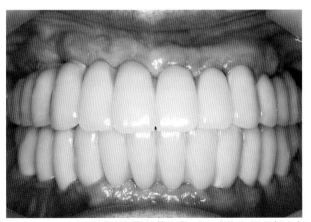

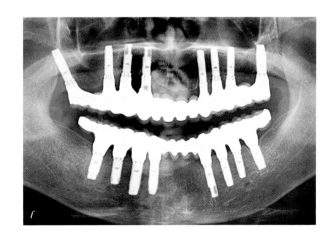

图2-36e，f　上下颌最终修复体安装后，功能和美观都良好。

带有悬臂梁的临时固定修复体

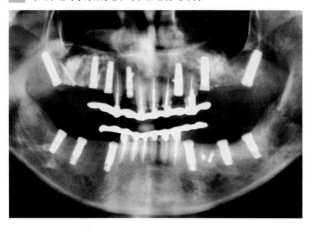

图2-37　游离端缺失的病例，利用余留牙进行修复时，在愈合期间最好使用带有悬臂梁的临时固定修复体。

粘接式的临时固定修复体

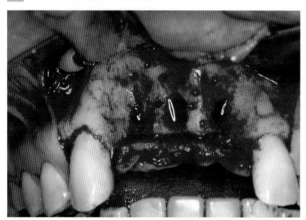

图2-38a　上颌前牙区3颗缺失的病例，需要垂直向8mm、水平向10mm的骨增量。

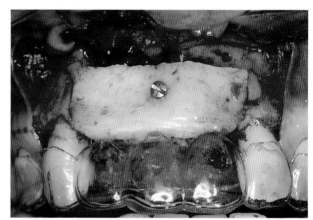

图2-38b　利用颏部取骨移植进行垂直向及水平向的骨增量。

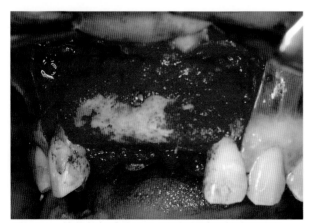

图2-38c　块状骨与受骨区骨之间的间隙用粉碎骨填塞。

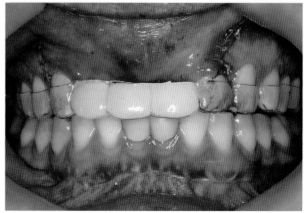

图2-38d　术后即刻的丙烯酸塑料活性义齿（参照图2-35a，b）。

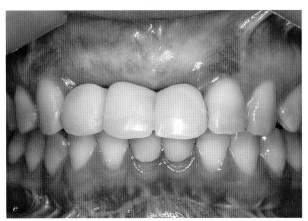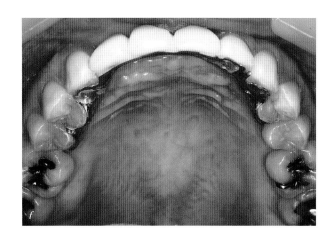

图2-38e，f　术后第3周更换成粘接式临时修复体。

图2-38g　安装粘接式临时修复体后。

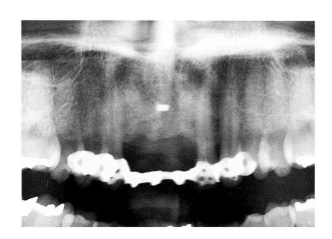

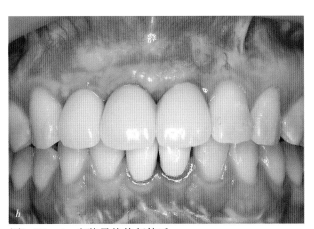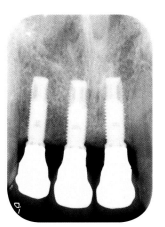

图2-38h，i　安装最终修复体后。

12 术后

骨移植后的X线片（图2-39）

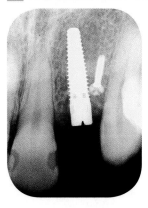

图2-39　因为需要2mm垂直向的骨增量，种植体连接高度为2mm的愈合基台，用微螺钉将块状骨固定于受骨区，并避免微螺钉接触种植体和尖牙。

术前和安装最终修复体后（图2-40）

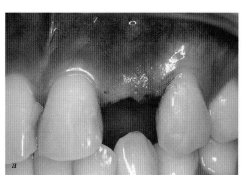 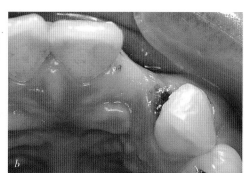 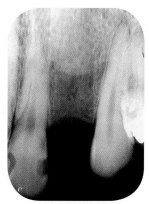

图2-40a~c　在外院6个月前拔除⌐2⌐，来院希望种植治疗（a，b）。缺牙区黏膜无异常，是薄龈生物型。口腔内所见在缺牙区估计有水平向4mm，垂直向2mm的骨缺损。根据X线片（c），在缺牙区的中央部有2mm垂直向的骨吸收，但⌐2⌐的远中和⌐3⌐近中的牙槽骨无骨吸收。因此，决定种植体植入同时行以水平贴面植骨移植为主体的自体块状骨移植，块状骨取自下颌升支部。

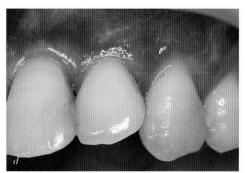 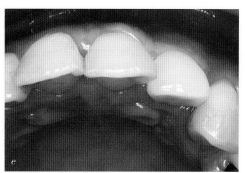 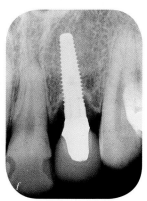

图2-40d~f　连接二氧化锆基台，安装全瓷冠后（d）。在角化龈范围内，在唇侧进行牙槽嵴顶的水平切开。如果只是实施这种程度的骨增量，没必要进行口腔前庭沟加深术。有良好的角化龈移行等软组织状态，完全改善了初诊时的水平凹陷（e）。骨移植后6个月去除微螺钉，连接基台。在邻牙牙槽骨嵴顶位置可见位于种植体平台冠方1.5mm的垂直新生骨，这有助于龈乳头的重建（f）。

第 **3** 章

取骨

1 前言

在种植治疗中，自体骨的取骨部位有髂骨[47,48]、头盖骨[49]、胫骨[50]、上颌骨[51]、下颌骨[1,17,30,33-39,41,48,53,54]。在欧美用头盖骨的情况较多，但在日本不做常规使用。上颌骨可以从上颌结节部取骨，但因其骨量和骨质的原因，利用价值小。因此，髂骨、胫骨和下颌骨常规化使用。

髂骨嵴皮质骨术后吸收少，但松质骨吸收大，很难实现如期望一样的骨形成。还有，其骨质较软等问题，相对患者很大的付出，收益太小。

与其相对，胫骨移植在局麻下进行，加之可以住院手术，可以期待取得相当大的骨量，因此口腔内取骨的骨量不足的病例可以考虑应用胫骨取骨（表3-1，图3-1）。

日常所见的病例基本上可以用颏部、下颌升支部取骨来应对，大的缺损可以用牙槽骨延长术单独使用或和下颌骨移植并用比较有效，应该避免简单的髂骨移植。

从下颌骨取骨，位置多在颏部和下颌升支。起初颏部是主流，但由于会采集到骨髓和发生一过性的下颌前牙的感觉异常，最近几乎没有并发症的下颌升支成了第一选择（表3-2）。而且，由于从颏孔远中5mm到下颌升支的中央部都可以取骨，所以单侧取骨也比颏部取骨取到的量多。但是，需要骨髓的唇腭裂的腭裂重建等病例，现在仍认为必须从颏部取骨。

表3-1 自体骨取骨部位的比较

	髂骨	胫骨	下颌骨
取骨	难	难	易
骨质	骨髓	皮质骨、骨髓	皮质骨、骨髓
麻醉	全身	局部	局部
住院	需要	不需要	不需要
骨吸收	30%~50%	10%~20%	10%~20%

胫骨移植的病例

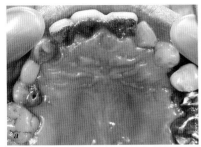
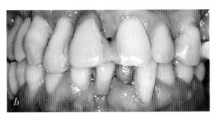
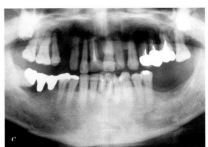

图3-1a~c　除 12 及 7|7 以外，都有进行性边缘性牙周炎，被诊断为拔牙适应证。

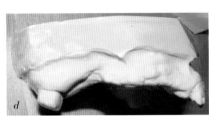
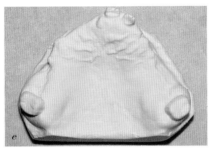
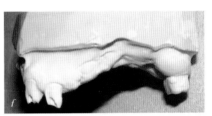

图3-1d~f　拔牙后的石膏模型上看，两侧后牙区有最大垂直10mm骨吸收，尖牙间宽度窄小仅有10mm。

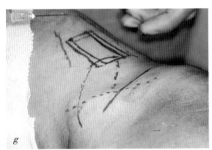
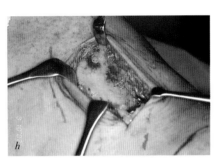
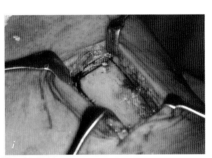

图3-1g~i　在口内取骨骨量不足时，或很难适用牙槽骨延长的骨缺损模式时，可以做胫骨移植。

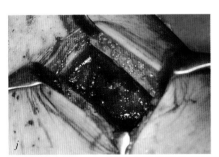
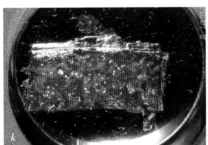
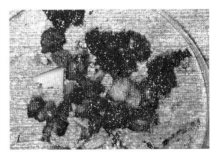

图3-1j~l　2cm×4cm的皮质松质骨骨块及采集松质骨。

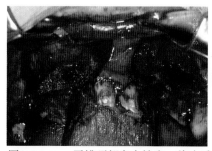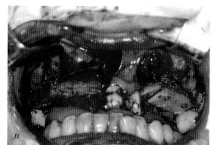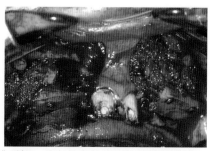

图3-1m~o 牙槽顶部完全缺失，将皮质松质骨骨块分割（各1cm×2cm），重建牙槽顶部，基底骨和骨块间的间隙用松质骨填塞。

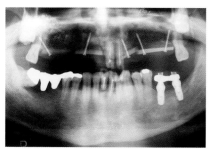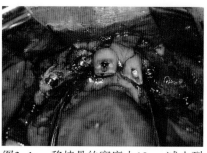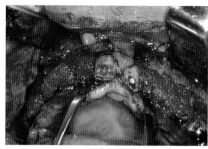

图3-1p 胫骨移植后的曲面断层片。

图3-1q 移植骨的宽度由10mm减少到约7mm，高度没有变化，种植体在理想的位置得以植入。

图3-1r 用吸唾器收集的碎骨做牙槽顶部的水平骨增量。

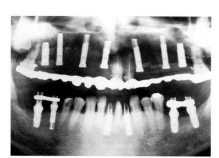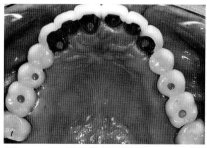

图3-1s 种植体植入后的曲面断层片。

图3-1t，u 最终修复冠戴牙后，尖牙间宽度得以恢复，牙颈龈曲线的美学效果也得以满足。

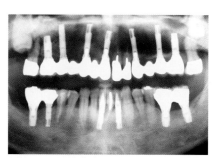

图3-1v 最终修复冠戴牙后的曲面断层片。

表3-2 颏部取骨和下颌支部的取骨比较

	颏部	下颌支部
取骨的难易度	容易	相对容易
骨质	皮质骨和松质骨	主要是皮质骨
取骨量的限制	1cm×1.5cm×5cm（最大）	0.5cm×3cm×12cm（两侧最大）
并发症	下颌前牙感觉异常 下唇感觉减低	无

2 下颌升支取骨

▶ 切开

切开从前磨牙的口腔前庭开始，延续到磨牙后三角外侧的外斜线上。或者相反从外斜线上开始，延续到前磨牙的口腔前庭也可以。近远中长度2cm以下的骨块取骨的话，远中用#15刀切开时，不要超过咬合平面。近远中长度超过2cm的骨块取骨时，远中切开超出咬合平面的部位用电刀切开，同时可以止血（表3-3，图3-2）。下颌磨牙部骨增量时，要在缺损处的邻牙近中垂直切开及龈沟切开，缺损处的牙槽嵴顶切开，切到磨牙后三角延续到外斜线上。

表3-3 下颌升支取骨的切开

- 从前磨牙的膜龈联合部开始
- 从磨牙后三角外侧延续到外斜线上
- 2cm以下的骨块取骨的话，远中切开不要超过咬合平面
- 超过2cm的骨块取骨时，远中切开超出咬合平面的部位用电刀切开，同时可以止血

▌ 切开

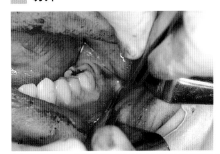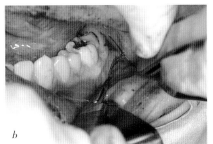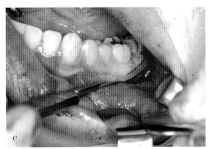

图3-2a~c 用手指或肌肉拉钩拉紧切开部，#15刀从外斜线上到口腔前庭部切开，近中到前磨牙部。切开时，刀应与黏膜或骨膜成直角。

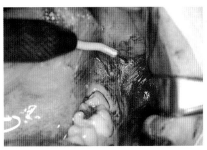

图3-2d 远中切开超出咬合平面的部位用电刀切开，同时可以止血。

▶ 剥离和保证术野

用两把剥离器，与骨膜垂直滑动剥离。距离近中很近取骨时，必须明确暴露颏孔，避免损伤颏神经。为保证术野，可以使用反肌肉钩（*图3-3*，*图3-4*）。还有，在取骨较多的时候，下颌升支前缘部可以用燕尾（羊角）拉钩确保术野（*图3-3*）。

▮ 反肌肉钩和燕尾拉钩

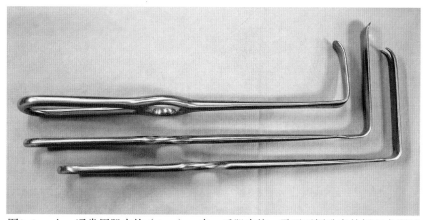

图3-3a 上：通常用肌肉钩（4cm）；中：反肌肉钩，需要下颌升支外侧面术野显露时用与通常用肌肉钩相反的钩比较容易；下：燕尾拉钩。

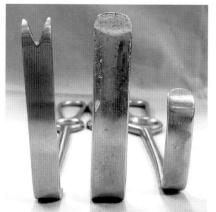

图3-3b 右：通常用肌肉钩（4cm）；中：反肌肉钩；左：燕尾拉钩，下颌升支前缘和肌肉钩的凹陷相合，便于确保下颌升支前缘术野。

▮ 保证术野

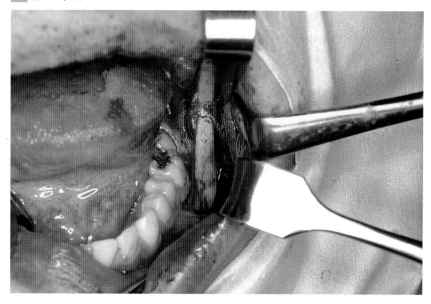

图3-4 反肌肉钩和燕尾拉钩的使用使下颌升支的外侧面和前缘部的术野显露变得容易。

骨的切开线

所有部位的骨切开，都不应使用弯手机，而应使用直手机。沿着颊棚部或外斜线的外斜线骨切口，开口器放在开口状态，用#700裂钻，将皮质骨完全切开。垂直处骨切开的时候，为保证术野，应在闭口而不是开口状态，用#700裂钻，将皮质骨完全切开。

下部骨切开也是在闭口状态，用#8球钻，在皮质骨上打出球钻半径深的槽，没有必要将皮质骨完全切开（*图3-5*）。骨切开线的连接处，如果没有完全切开，则会在意外部位裂开，务必注意（*图3-6*）。

下颌升支部取骨切开线

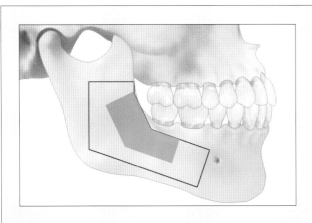 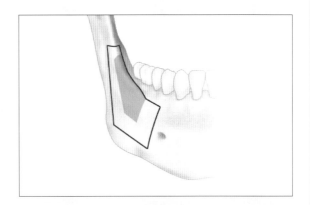

- 外斜线骨切口
  直手机，#700裂钻，开口状态

- 垂直处骨切口
  直手机，#700裂钻，闭口状态

- 下部骨切口
  直手机，#8球钻，闭口状态

图3-5　有用骨锯或超声骨刀的医生，考虑到方便看清皮质骨和松质骨的界限和切割效率，用直手机加裂钻和球钻的组合是最好的。

■ 骨切开

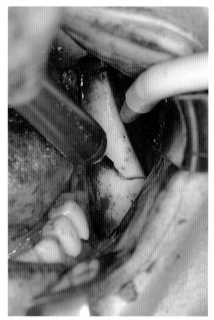

图3-6a 首先，确定取骨的近远中距离（本病例为20mm），用#700裂钻在下颌升支前部切骨（垂直骨切开）。

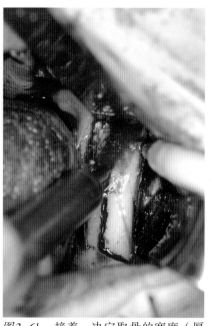

图3-6b 接着，决定取骨的宽度（厚度），用#700裂钻在下颌支前部切骨（外斜线部骨切开）。想采集J形骨块移植用的要5~6mm，如果皮质骨很厚可以到3mm。

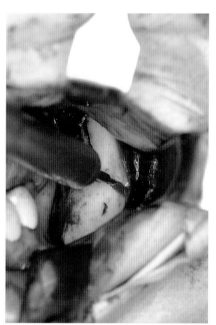

图3-6c 决定取骨的高度，用#700裂钻在下颌升支外侧面切骨（垂直骨切开）。这时闭口状态更容易。

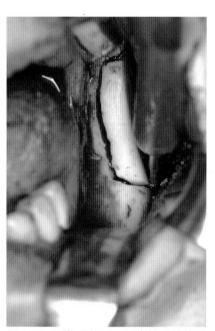

图3-6d 下部骨切开，原本就是骨切开较难的部位，闭口状态下，用反肌肉钩确保术野，用#8球钻。

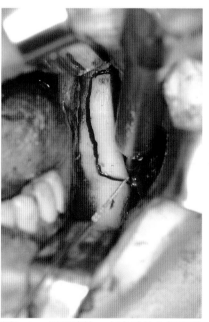

图3-6e 用#8球钻，在皮质骨上打出球钻半径深的槽，没有必要将皮质骨完全切开。

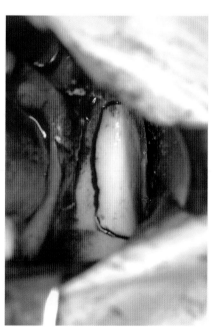

图3-6f 骨切开完成的状态。骨切开线的连接处，如果没有完全切开，则会在意外部位裂开，务必注意。

用骨凿取骨

用薄的单刃骨凿，使其斜面向外。避免从一个地方将骨凿深入，从外斜线骨切开处整体由浅入深凿入。为了避免损伤下牙槽神经，用骨凿取骨时，骨凿与下颌支外侧皮质骨平行，就像将皮质骨剥开一样，这是关键（图3-7，图3-8）。

用骨凿取骨的关键

- 用薄的单刃骨凿，使其斜面向外
- 避免从一个地方将骨凿深入，从外斜线骨切开处，整体由浅入深
- 为了避免损伤下牙槽神经，取骨时骨凿与下颌支外侧皮质骨平行，就像将皮质骨剥开一样

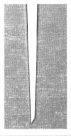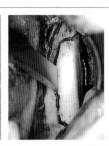

图3-7　剥离皮质骨块使用双刃骨凿也没问题，但对初学者来说使用单刃骨凿更安全。但使用单刃骨凿如果不注意刃的方向，也可能引起下牙槽神经的损伤。

用骨凿取骨

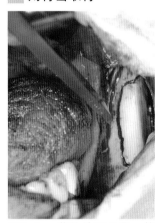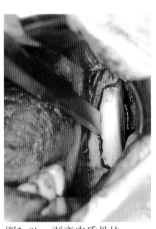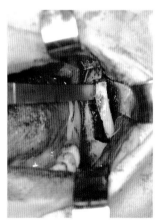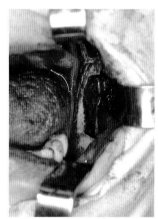

图3-8a　薄的单刃骨凿，使其斜面向外。

图3-8b　剥离皮质骨块。

图3-8c　不是从一处深入，而是从外斜线骨切开处整体由浅入深。

图3-8d　将骨取出的状态，松质骨暴露。

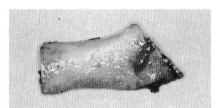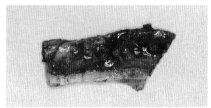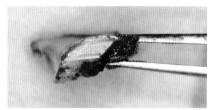

图3-8e　取出骨的外侧面。

图3-8f　取出骨的内斜面。

图3-8g　取出骨的侧面。

▶ 用取骨器取骨（图3-9~图3-11）

使用粉碎骨时，使用外径为6~8mm的取骨钻，将颊侧和外斜线处的皮质骨呈半圆形切开。在取出小骨片后，再用骨研磨器粉碎。在同时要取较大的块状骨时，就在取的块状骨下方用取骨器取小骨片（图3-9~图3-11）。

■ 取骨环钻取骨

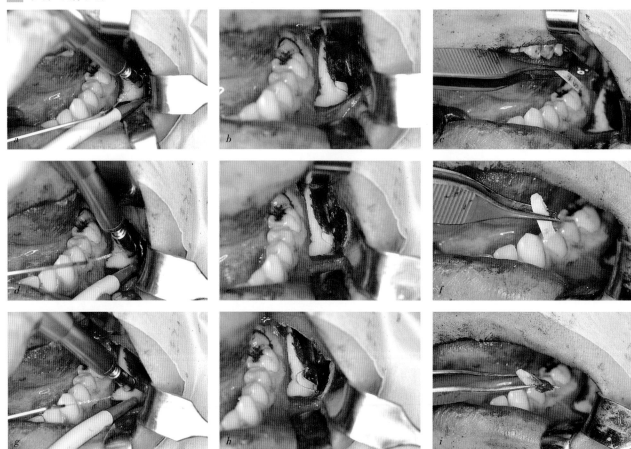

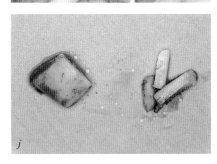

图3-9a~c 从块状骨的近中将骨切开，用骨凿取小的骨片。
图3-9d~f 从近中开始用同样的方法取小骨片。
图3-9g~i 更近中处用同样的方法取小骨片。
图3-9j 取出的块状骨及用于粉碎骨的小骨片。

用取骨钻取骨（从取块状骨的近中）

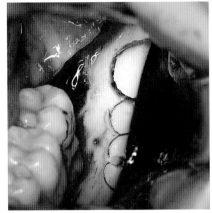

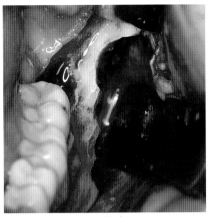

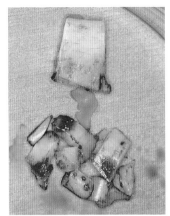

图3-10a　最远中是取块状骨的骨切开线（用#700裂钻）。在其近中侧取小骨片的骨切开线（用外径为6mm的取骨钻）。

图3-10b　取骨后的状态。

图3-10c　取出的块状骨和用于粉碎骨的小骨片。

用取骨钻取骨（从块状骨的下方）

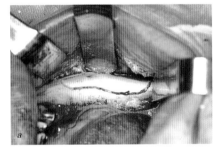

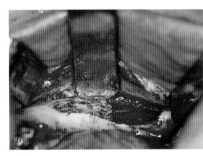

图3-11a　取块状骨的骨切开线。
图3-11b　取出块状骨的状态。

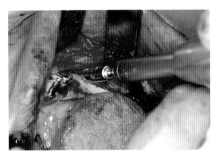

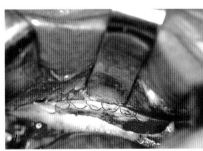

图3-11c，d　在取块状骨的下方，用外径为6mm的取骨钻取小骨片的骨切开线。

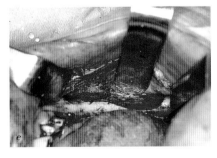

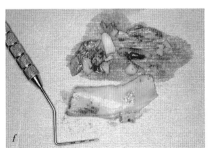

图3-11e　取出小骨片的状态。
图3-11f　取出的块状骨和用于粉碎骨的小骨片。

▶ 从下颌升支取骨后的处置

如果骨髓出血，可以用凝胶海绵等止血剂止血（*图3-12，图3-13*），为了防止血肿形成，可以绷带加压（*图3-14*）。因为术后第2天肿胀达到高峰，应于术后第3天拆除绷带。取骨处没必要使用骨充填材料，大约2年会有80%骨再生，所以在同一部位也有可能再次取骨（*图3-15*）。但到那时，可以预见取骨区距离下牙槽神经会更近，所以取骨时一定要小心谨慎。。

■ 下颌升支取骨后的止血

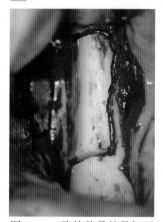 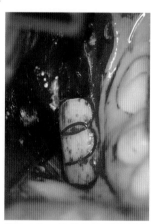 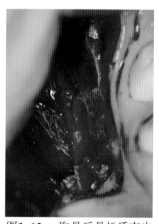 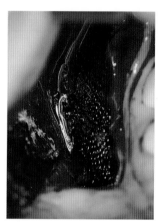

图3-12a 取块状骨的骨切开线。

图3-12b 块状骨取后的近中用外径为6mm的取骨钻取小骨片的骨切开线。

图3-12c 取骨后骨松质有出血。

图3-12d 用凝胶海绵进行止血。

■ 下颌支取骨后不需要止血处置的病例

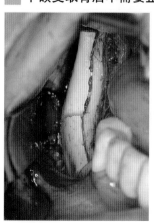 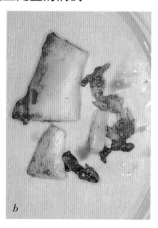 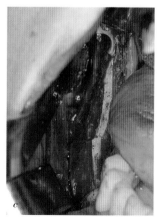

图3-13a 取2块块状骨的骨切开线。

图3-13b 取出的2块块状骨和用于粉碎骨的小骨片。

图3-13c 取骨后没有露出松质骨，几乎没有出血，所以没必要进行止血处置。

防止血肿形成的绷带加压（下颌升支）

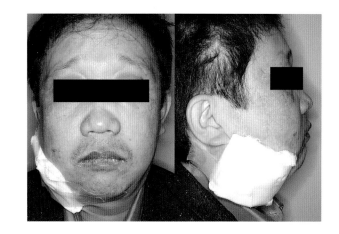

图3-14　防止术后血肿形成的绷带加压。术后第2天肿胀达到高峰，所以术后第3天可以拆除绷带。

下颌支取骨2年后从同一部位再次取骨

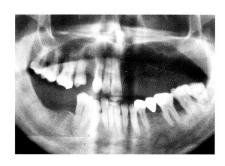

图3-15a　初诊时的曲面断层片。

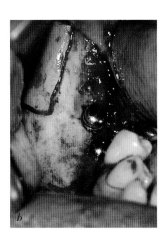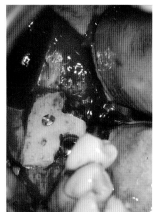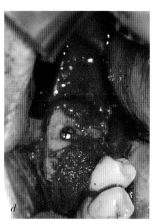

图3-15b　在下颌磨牙区垂直、水平皆有骨缺损的病例。种植体植入后从下颌支取移植骨用的骨切开线。

图3-15c　将块状骨修整成鞍形移植骨，然后用微螺钉固定。

图3-15d　受骨区骨与块状骨之间的间隙用粉碎骨完全填塞。

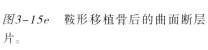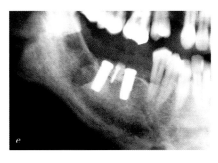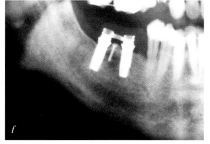

图3-15e　鞍形移植骨后的曲面断层片。

图3-15f　从下颌支取骨2年后的曲面断层片，取骨后的X线透过影完全消失。

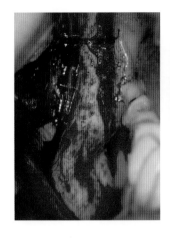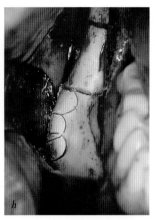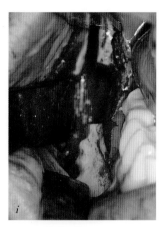

图3-15g　与2年前的取骨时相比，虽然有约2mm的水平骨吸收，但皮质骨完全再生。

图3-15h　在2年前取骨的同一部位，移植骨用的骨切开线和取骨器取小骨片的骨切开线。

图3-15i　取骨后的状态，没有露出下牙槽神经和血管束。

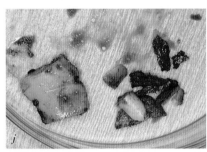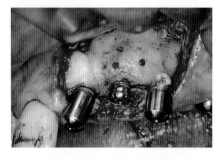

图3-15j　取出的块状骨和粉碎骨用的小骨片。

图3-15k　在左上侧切牙区植入种植体。

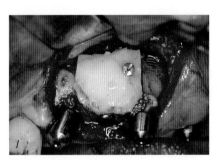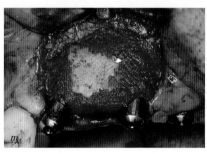

图3-15l　用微螺钉固定块状骨。

图3-15m　受植区与块状骨之间的间隙用粉碎骨完全填塞。

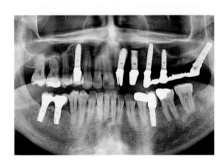

图3-15n　上颌是暂时修复体，下颌是最终修复体。上颌是在骨移植前进行了牙槽骨延长术。

3 颏部取骨

▶ 切开

> 给第二前磨牙的口腔前庭部一定张力，用兼有止血功能的电刀切开（*图3-16*），骨膜用#15刀片切开也可。

▶ 剥离

> 使用两把剥离器，与骨面成直角进行剥离，看到两侧的颏孔，一直剥离到下颌骨下缘附近（*图3-16*）。

■ 颏部取骨的切开、剥离

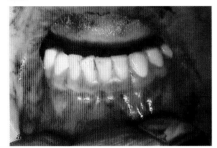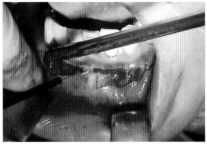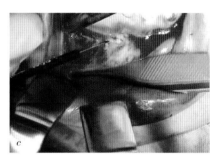

图3-16a～c　给第二前磨牙口腔前庭部一定张力，用兼有止血功能的电刀切开。

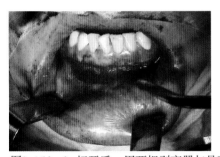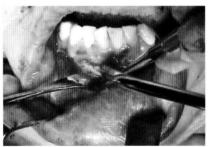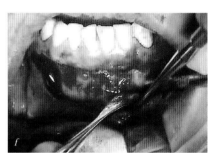

图3-16d～f　切开后，用两把剥离器与骨面成直角进行剥离。

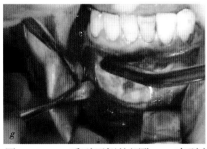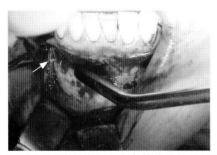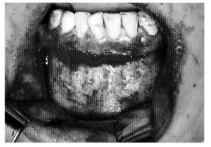

图3-16g～i　看到两侧的颏孔，一直剥离到下颌骨下缘的附近。白色箭头指的是颏孔。

骨切开线

　　取骨时，为了避免损伤下前牙和颏神经并防止颜面发生变形，上方骨切开线是在下前牙根尖下方5mm，下方骨切开线是在下颌骨下缘上方3mm，远中骨切开线是距离颏孔近中5mm。

　　骨切开深度根据要移植骨量的必需厚度而不同，如果只取皮质骨，只切开骨皮质就可以。如果需要10mm的厚度，就要切开皮质骨和松质骨，取皮质松质骨块。但是，如果从出血等的观点看来，应保留舌侧皮质骨，不应采取（*图3-17*，*图3-18*）。

颏部取骨骨切开线的注意事项

- 上方骨切开：下前牙根尖下方5mm开始
- 下方骨切开：下颌骨平缘上方3mm开始
- 远中骨切开：距离颏孔近中5mm开始
- 骨切开深度：要根据移植骨量所需要的厚度。如果需厚度10mm移植骨，就必须切开皮质骨和松质骨，取皮质松质骨块，但应保留舌侧皮质骨

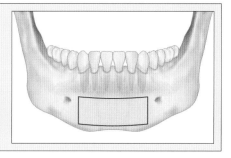

图3-17 颏部取骨骨切开线的注意点。

颏部取骨的骨切开线

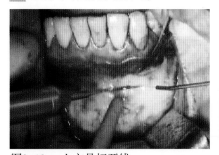

图3-18a 上方骨切开线。

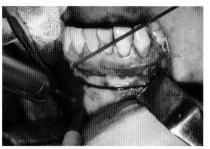

图3-18b 右侧远中骨切开线。

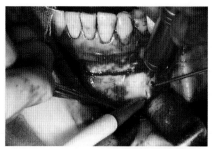

图3-18c 左侧远中骨切开线。

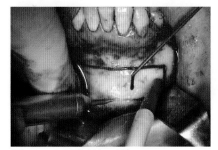

图3-18d 下方骨切开线。

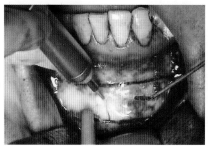

图3-18e 正中骨切开线。

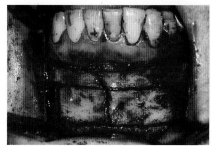

图3-18f 从颏部做大量取骨时的骨切开线。

用骨凿取骨

用弯曲的骨凿，不是从一处深入，而是从骨切开线整体慢慢由浅入深凿开，然后用直的骨凿从远中将骨块翘起来取骨。最后，将残存的骨髓用骨凿从舌侧皮质骨上采集出来（图3-19）。

颏部取骨

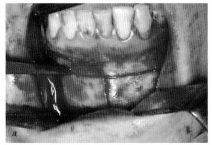
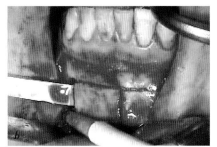
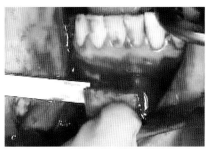

图3-19a～c　右侧的皮质松质骨块用骨凿取出。

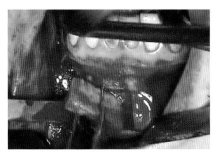
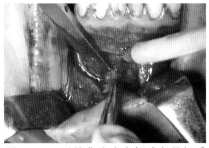
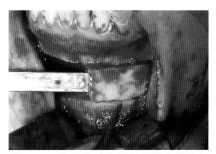

图3-19d　取出的右侧皮质松质骨块。

图3-19e　用骨凿取出右侧残留的松质骨。

图3-19f　将骨凿从左侧的舌侧皮质骨与松质骨间的间隙进入。

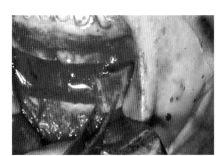
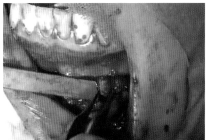
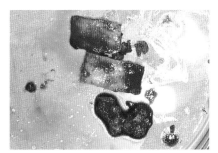

图3-19g　取出左侧的皮质松质骨块。

图3-19h　用骨凿取出左侧残留的松质骨。

图3-19i　取出的2块皮质松质骨块及松质骨。

▶ 颏部取骨后的处置

血管或松质骨的出血用电刀止血，如果骨髓等出血，用凝胶海绵等止血剂止血（*图3-20*）。为了防止术后血肿也可以用绷带加压（*图3-21*）。因为术后第2天是肿胀的高峰期，所以应指导患者于第3天拆除绷带。

与从下颌升支取骨一样，从颏部取骨后不需用骨充填材料，2年后约有80%骨再生，根据情况也可能从同一部位再次取骨（*图3-22*）。

■ 颏部取骨后的止血

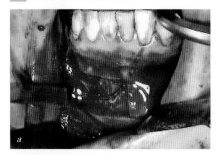
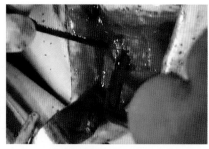

图3-20a 切断动脉导致的出血。
图3-20b 用电刀止血。

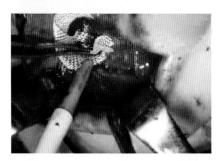
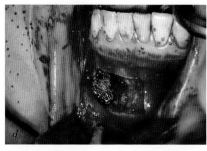

图3-20c 骨髓出血用凝胶海绵。
图3-20d 骨髓止血后。

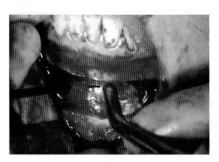
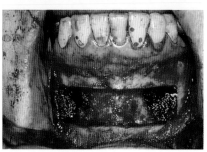

图3-20e 皮质骨的出血用电刀止血。
图3-20f 取骨后完成止血。

颏部取骨后的绷带加压

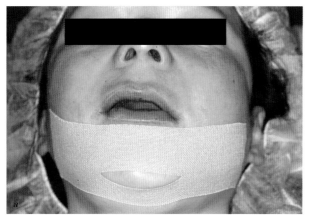 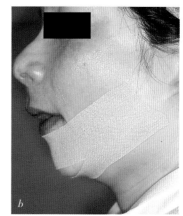

图3-21a，b　为了防止术后的血肿形成也可以用绷带加压，因为术后第2天是肿胀的高峰，所以应指导患者于术后第3天拆除绷带。

颏部取骨3年后可以从同一部位再次取骨

图3-22a　唇腭裂患者在腭裂处行颏部取骨移植，用微钛板固定。

图3-22b　骨移植后3年中行牙齿矫正。再次行移植前，取骨处X线透射影消失，提前将微钛板取出。

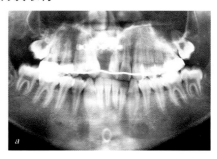 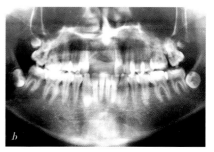

图3-22c　从颏部取骨3年后的状态。取骨处整体有2mm的凹陷，但皮质骨完全再生。

图3-22d　再次取骨的骨切开线。

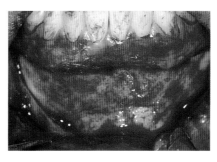 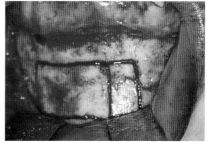

图3-22e　取骨后的状态。

图3-22f　取出的皮质松质骨块和松质骨，可确认有松质骨的再生。

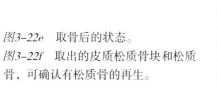 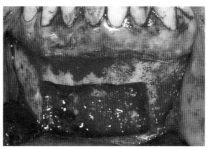 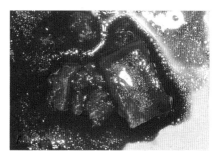

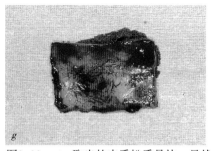 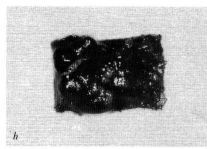 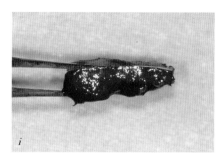

图3-22g~i 取出的皮质松质骨块，虽然可确认皮质骨与松质骨的再生，但与初次取骨相比，骨块的厚度薄约1mm，整个骨块的厚度约为7mm。

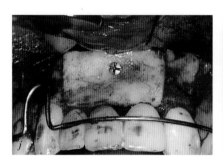 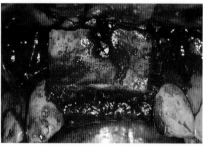

图3-22j，k 3颗上颌前牙缺牙区，有水平向5mm、垂直向4mm的骨缺损。按照最终修复体龈缘线的高度用微螺钉将骨块固定。

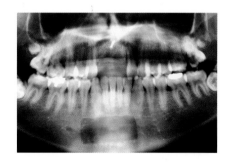

图3-22l 颏部取骨后。

第 4 章

水平贴面植骨（veneer graft）和垂直块状骨植骨（onlay graft）

1 veneer 植骨

用veneer植骨进行牙槽骨水平向骨增量时，可以只用粉碎骨，也可以以块状骨为主体进行（*图4-1*）。

①骨缺损比较少；

②种植体植入和骨移植能够同时进行；

③骨缺损的基底部有较少的骨吸收；

④粉碎骨容易在骨缺损处塑形。

类似这样的病例，如果充分考虑到粉碎骨的术后吸收量（约50%）就可以单纯使用粉碎骨（*图4-2*）。

但是，如果水平向骨吸收很严重，即使能够进行种植体植入，也容易出现种植体的暴露。这种情况下，就必须用块状骨，保证水平向确实的骨增量（*图4-3*）。特别是前牙区，如果唇侧骨量没有3mm以上，远期会出现牙龈退缩[19]。

veneer 植骨

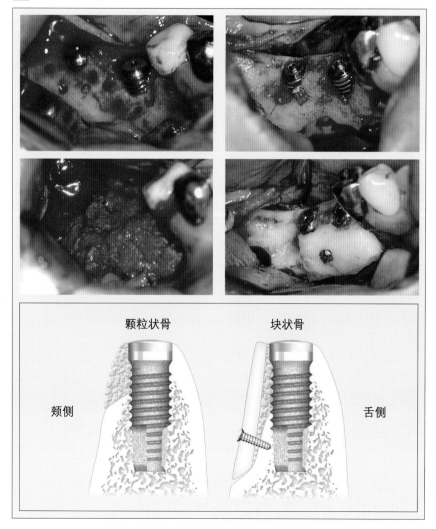

颗粒状骨　　块状骨

颊侧　　　　　　　　　　　　舌侧

图4-1　veneer植骨，左侧是单纯使用粉碎骨，右侧是以块状骨为主体。

■ 用粉碎骨进行veneer 植骨

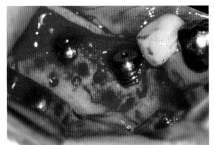 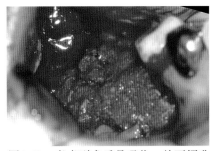 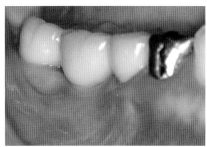

图4-2a　植入种植体，颊侧有骨缺损，水平向骨缺损的基底部只有较少的骨吸收。

图4-2b　考虑到术后骨吸收，从下颌升支取粉碎骨进行骨移植直到完全覆盖封闭螺丝，因为粉碎骨在骨缺损处固位较好，在过量植骨的前提下，也可以不使用屏障膜而直接缝合。

图4-2c　戴入最终修复体，牙颈部的边缘线与天然牙协调，有利于患者清洁。

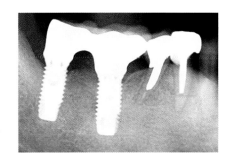

图4-2d　veneer 植骨5年后的全景片，未见骨吸收。

■ 用块状骨进行的veneer 植骨

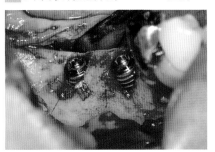 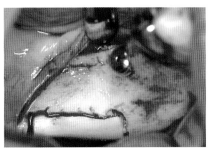 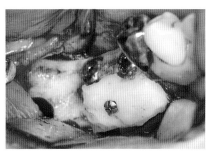

图4-3a　植入种植体，颊侧骨缺损，水平向骨缺损的基底部有较多的骨吸收，就像悬崖峭壁。

图4-3b　在下颌升支为了取20mm×15mm块状骨的骨切开线。

图4-3c　修整块状骨，用外径1.5mm的螺丝固定到牙槽骨上。

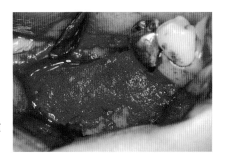

图4-3d　块状骨与受骨区骨之间的间隙全部用粉碎骨填塞。

▶ 单颗上前牙缺失（图4-4）

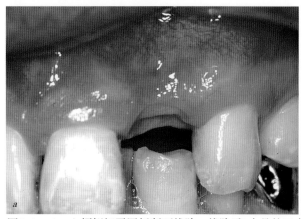
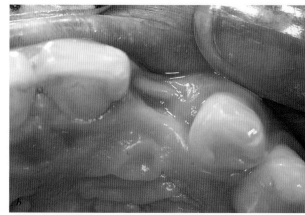

图4-4a，b 上颌侧切牙因折断而拔除。拔除后2个月的口内像。可以确认牙槽嵴的水平缺损，牙槽嵴顶的牙龈呈凹陷状态。

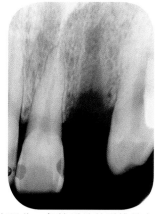

图4-4c 邻牙的牙槽骨没有吸收，但缺牙处的牙槽骨有2mm的垂直骨吸收。

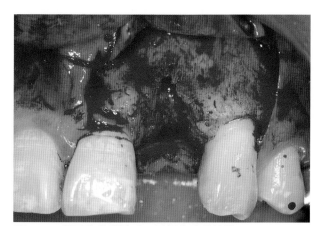

图4-4d 翻开黏骨膜瓣后，唇侧皮质骨缺损。

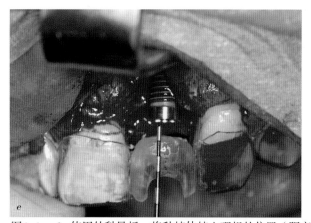
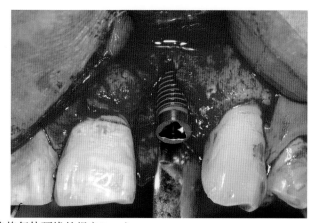

图4-4e，f 使用外科导板，将种植体植入理想的位置（距离最终修复体颈缘的根方2mm）。

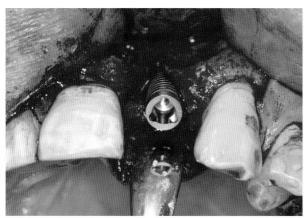

*图*4-4g　无论唇腭侧还是近远中侧，植入的位置都很理想。

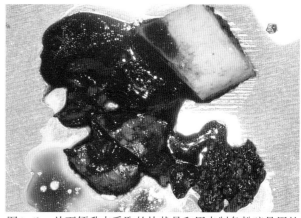

*图*4-4h　从下颌升支采取的块状骨和用来制备粉碎骨用的骨碎片，吸唾器收集的碎骨（suction-trapped bone）。

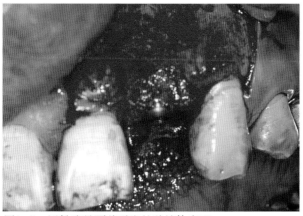

*图*4-4i　用粉碎骨覆盖露出的种植体表面。

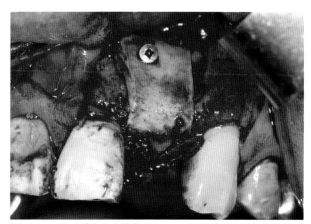

*图*4-4j　用1颗螺丝（外径是1.5mm）将修整后的块状骨固定，块状骨与受骨区骨之间的缝隙用粉碎骨完全填充。

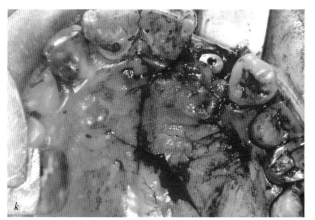

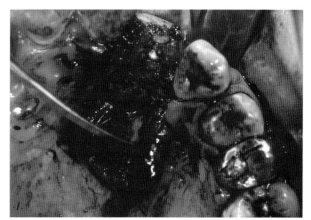

*图*4-4k，*l*　因为牙槽嵴顶的牙龈还处于凹陷状态，所以在牙槽嵴顶的中央做切口。为了避免口腔前庭沟变浅，制作有蒂的全厚腭瓣。

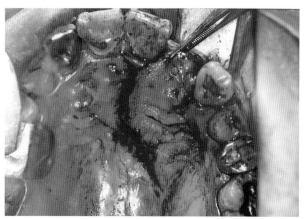

图4-4m 将带蒂腭瓣唇侧复位。

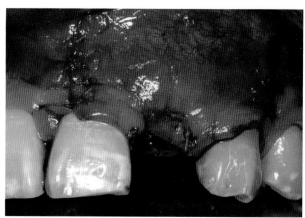

图4-4n 缝合后的正面观。

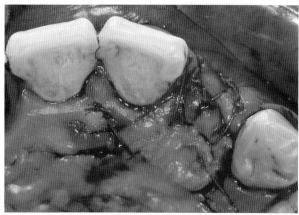

图4-4o 因为使用带蒂腭瓣，既满足了牙槽嵴顶中央的缝合，又能防止口腔前庭沟变浅。

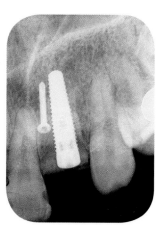

图4-4p 植入种植体和veneer植骨后的X线片。

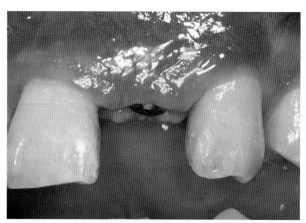

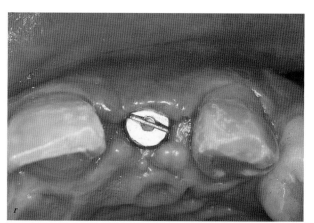

图4-4q，r 希望唇侧牙龈能过度生长，因此安装稍低的愈合基台。

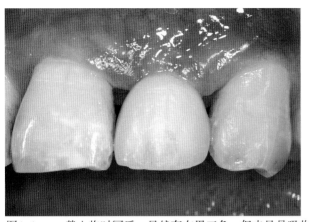
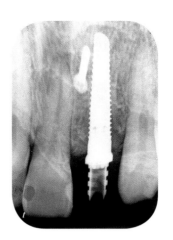

图4-4s，t 戴入临时冠后，虽然存在黑三角，但未见骨吸收。

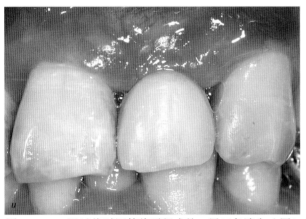
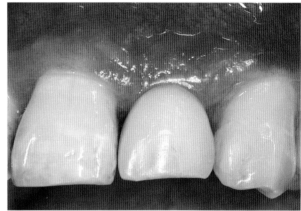

图4-4u，v 通过临时冠等待牙龈成熟，黑三角消失（*图4-4u*：1个月；*图4-4v*：4个月）。

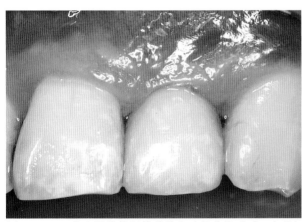
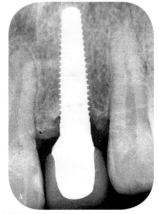

图4-4w，x 戴入最终修复体的状态（骨移植后1年4个月）。与天然牙很协调。

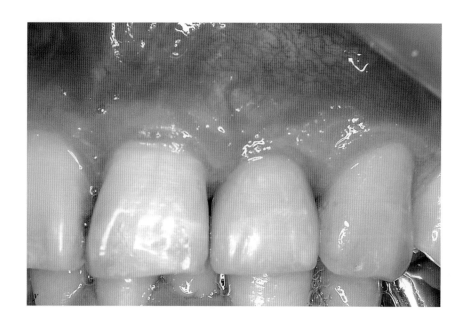

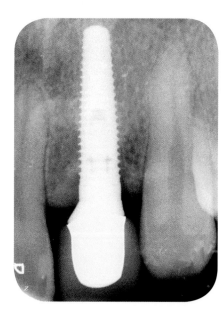

图4-4y，z　戴入最终修复体4年后的状态。没有牙龈退缩，X线片未见骨吸收。

两颗上前牙缺失（图4-5）

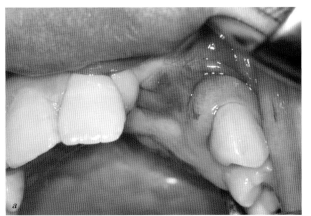

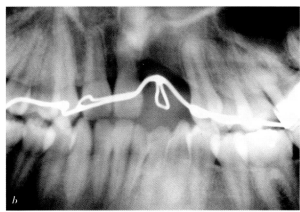

图4-5a，b　15岁女性，唇腭裂。在腭裂处，1和2缺失，但没有口鼻瘘。

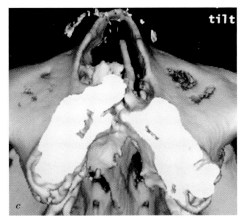

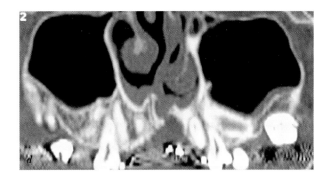

图4-5c，d　CT显示在腭裂处有全层的骨缺损。

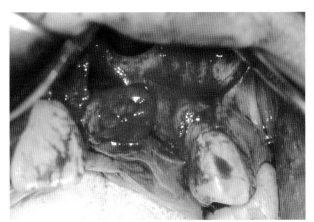

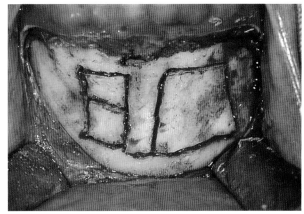

图4-5e　翻开黏骨膜瓣后，腭裂处的骨缺损。　　　　图4-5f　在颏部取骨的骨切开线。

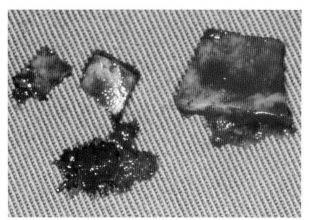

图4-5g　取出的块状骨和松质骨。

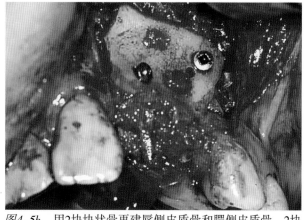

图4-5h　用2块块状骨再建唇侧皮质骨和腭侧皮质骨，2块骨之间移植松质骨。

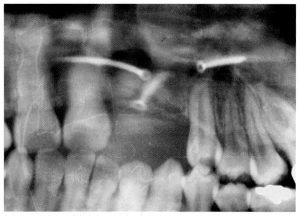

图4-5i　用3颗微螺丝固定移植骨。

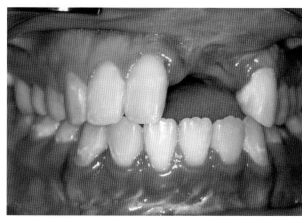

图4-5j　颏部取骨移植行腭裂再建手术，之后进行了约3年的牙齿矫正。

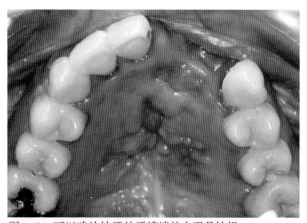

图4-5k　可以确认缺牙处牙槽嵴的水平骨缺损。

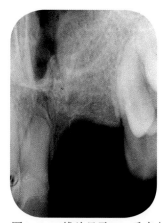

图4-5l　X线片显示3mm垂直向骨缺损。

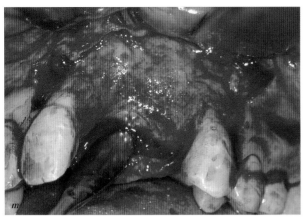

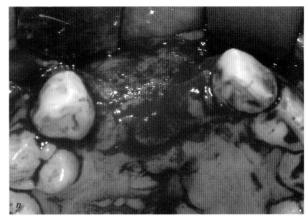

图4-5m，n　虽然3年前通过颏骨移植行腭裂再建手术，但仍有8mm的水平骨缺损和3mm的垂直骨缺损。

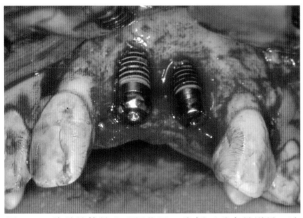

图4-5o　将种植体植入理想位置，为便于垂直骨增量，连接高度为2mm的愈合基台。

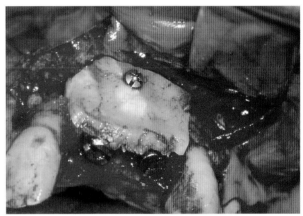

图4-5p　从骨再生完成的颏部取块状骨，用微螺丝固定。

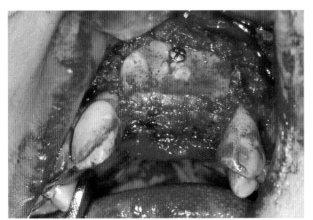

图4-5q　块状骨与受骨区之间的间隙用松质骨和粉碎骨完全填充。

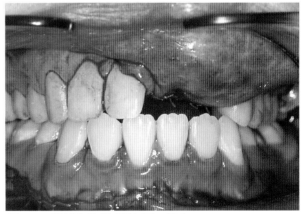

图4-5r　进行充分的减张切开，缝合。

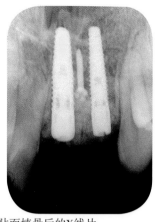

图4-5s 植入种植体和水平贴面植骨后的X线片。

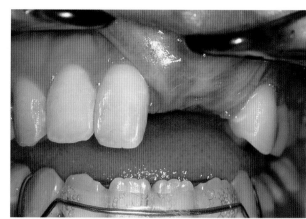

图4-5t 骨增量后6个月的状态，口腔前庭沟变浅。

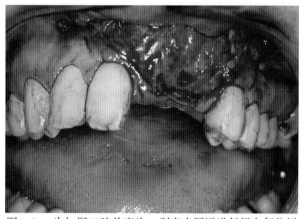

图4-5u 为加深口腔前庭沟，剥离半厚瓣进行根向复位瓣术。

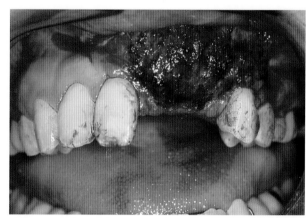

图4-5v 剥离后的创面用CO_2激光烧灼，注意不要露出移植骨面。

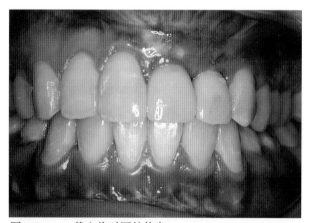

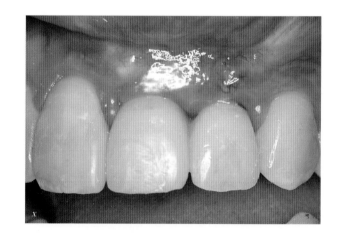

图4-5w，x 戴入临时冠的状态。

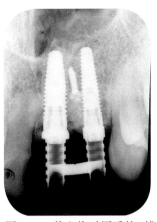

图4-5y　戴入临时冠后的X线片显示种植体间的骨在种植体肩台的冠方。

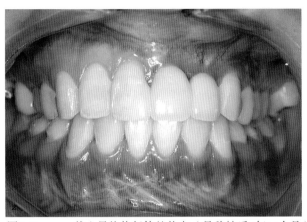

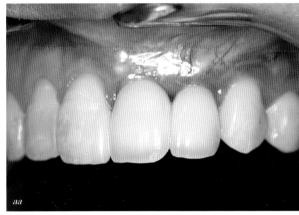

图4-5z，aa　戴入最终修复体的状态（骨移植后1年10个月）。虽然是完全唇腭裂，但也达到了良好的美学效果。

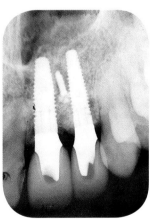

图4-5bb　最终修复体戴入后的X线片。骨高度与戴临时冠时完全相同。

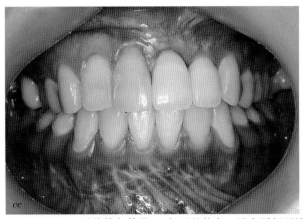
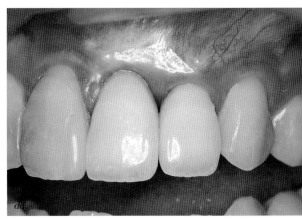

图4-5cc，dd　最终修复体戴入2年后的状态。没有牙龈退缩，与天然牙的协调性良好。

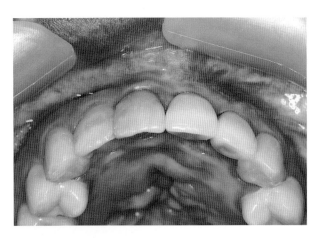

图4-5ee　牙槽嵴的水平向缺损通过骨移植完全恢复，左右对称。

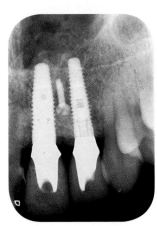

图4-5ff　X线片显示无骨吸收，可以认为移植骨的重建良好。

下颌两颗磨牙缺失

下颌磨牙区有明显水平向骨缺损的病例。只在颊侧用veneer移植无法满足，所以必须用颊舌侧两面三明治veneer法移植（*图4-6*）。首先，在颊侧用微螺钉将块状骨固定。然后用贯穿颊侧块状骨及受骨区骨的微螺钉将舌侧的块状骨固定（*图4-7*）。块状骨与受骨区骨之间的间隙全部用粉碎骨填塞。经4~6个月的愈合期后再植入种植体。

三明治veneer植骨的示意图

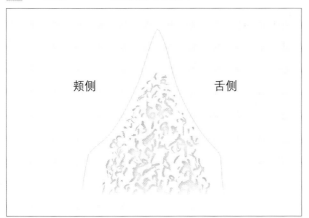

图4-6a　只在颊侧行veneer植骨无法满足的下颌磨牙区有明显骨缺损的病例。

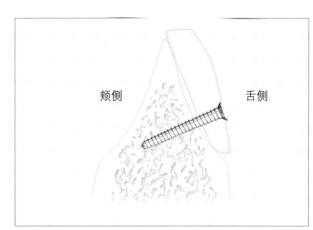

图4-6b　首先，在颊侧用微螺钉将块状骨固定。

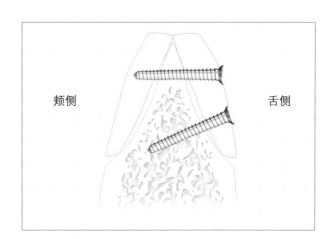

图4-6c　然后用贯穿块状骨及受骨区骨的微螺钉将舌侧的块状骨固定。

■ 三明治veneer植骨

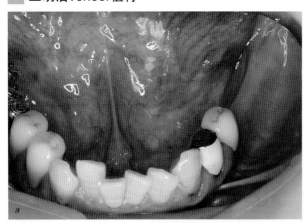
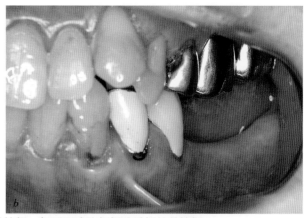

图4-7a，b 左下磨牙缺失病例的术前。虽然几乎没有垂直向的骨缺损，但可以确认颊侧及舌侧的骨缺损。

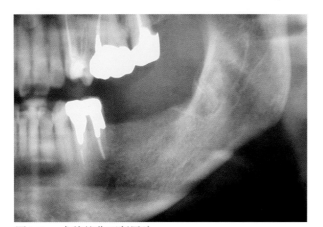

图4-7c 术前的曲面断层片。

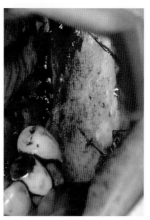

图4-7d 极度的刃状牙槽嵴，考虑适合用三明治veneer法植骨。

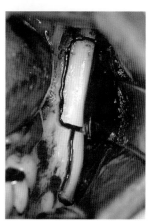

图4-7e 从下颌升支部取2块块状骨的骨切开线（近中是用于舌侧，远中用于颊侧）。

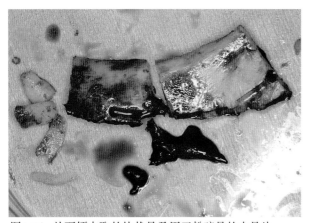

图4-7f 从下颌支取的块状骨及用于粉碎骨的小骨片。

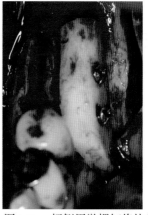

图4-7g 颊侧用微螺钉将块状骨固定，然后用贯穿块状骨及植骨床骨的微螺钉将舌侧的块状骨固定。

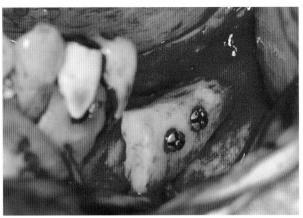

图4-7h　同上，颊侧面观。

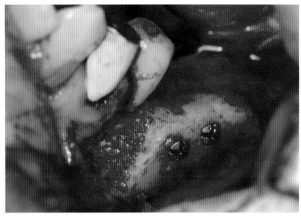

图4-7i　受骨区骨与块状骨之间的间隙用松质骨和粉碎骨完全填塞。

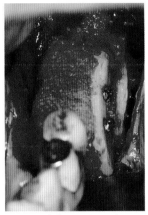

图4-7j　同上，殆面观。

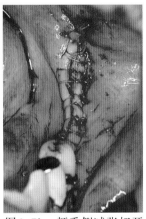

图4-7k　颊舌侧减张切开后，缝合。

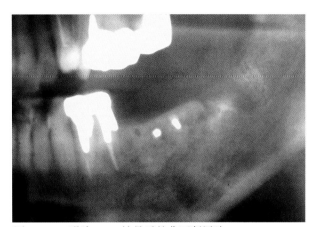

图4-7l　三明治veneer植骨后的曲面断层片。

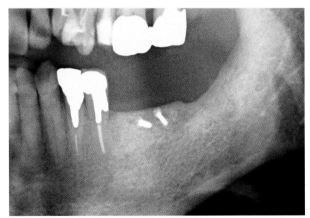

图4-7m　三明治veneer植骨后6个月的曲面断层片，可以确认有良好的骨重建。

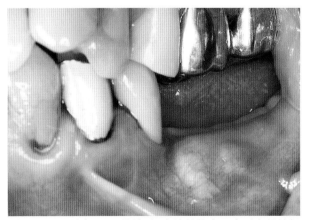

图4-7n　三明治veneer植骨后6个月的状态，水平向骨缺损明显改善。

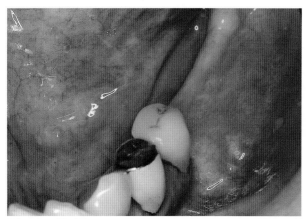

图4-7o　粭面观。

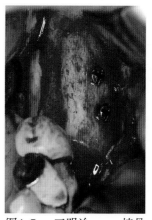

图4-7p　三明治veneer植骨后6个月的状态，移植骨未发现骨吸收。

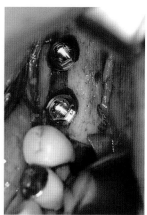

图4-7q　去掉微螺钉，将直径5mm的种植体植入理想的位置。

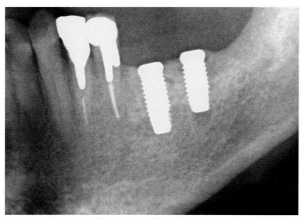

图4-7r　植入种植体后的曲面断层片。

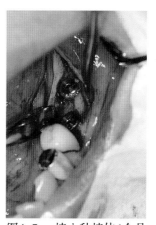

图4-7s　植入种植体4个月后行二次手术，骨水平与植入时没有变化。

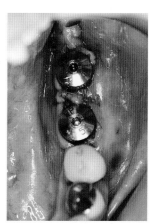

图4-7t　连接基台，用Palacci法再建龈乳头。自体骨移植1年内，如果移植骨未被黏膜完全覆盖，露出的移植骨表面将很难实现黏膜的二次愈合，所以需要特别注意。

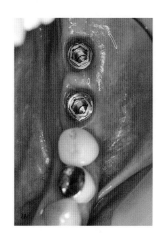

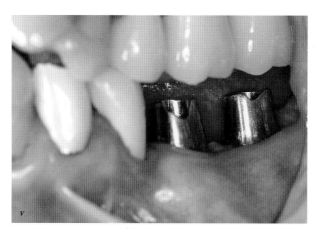

图4-7u　安装最终修复体前的状态，虽然没有做特别的软组织处置，但没有问题。

图4-7v　连接钛基台。

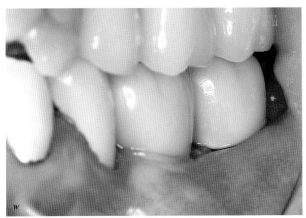 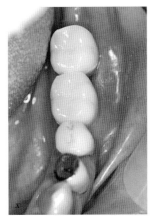

图4-7w，x　安装最终修复体的状态（三明治veneer植骨后1年6个月），因为使用宽种植体，得到良好了的外形轮廓。

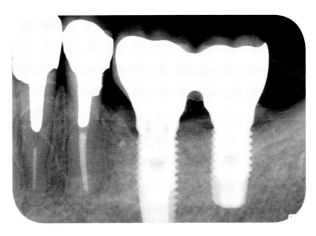

图4-7y　安装最终修复体的X线片，未见骨吸收。

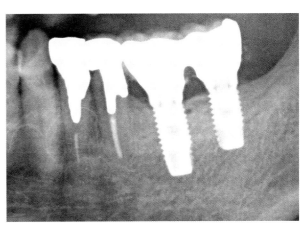

图4-7z　安装最终修复体的曲面断层片。

2 onlay植骨

在临床上，垂直向骨增量要比水平向骨增量难。垂直向骨增量，多采用自体骨移植[1,14-16,19,30,33,48,52,53,55,56]、GBR[19,36,38,39,41]、牙槽骨延长术[11-16,40,41,56]。

一般情况下，利用自体骨移植术和GBR，垂直向可以达到5~7mm的骨增量，但是在此之上的骨增量效果，由于软组织处理问题以及骨吸收量明显等原因就不容易实现，这种情况应考虑牙槽骨延长术。对于缺失4颗牙以上的较大骨缺损，利用牙槽骨延长术进行骨增量比较可靠。但是，缺失4颗牙以下的骨缺损，由于对被移动骨块的骨膜血供不充分且骨吸收较多，因此自体骨移植或GBR更适合。而且，下颌磨牙区垂直向骨缺损病例，不可能使用牙槽骨延长术，因为有被移动骨块明显的吸收及下牙槽神经损伤等并发症[56]。因此，缺失4颗牙以下的骨缺损，笔者多数用自体骨移植进行10~15mm垂直向的骨增量（*图4-8*）。

用自体骨移植进行垂直向骨增量时，对于有较厚坚韧的腭侧牙龈的上颌和有较薄松软舌侧黏膜的下颌，术式是不同的；而且在下颌磨牙区，对于不同程度的骨增量，术式也不同。

■ 用自体骨移植达到15mm垂直向的骨增量

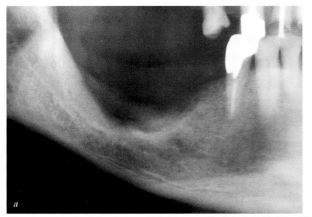

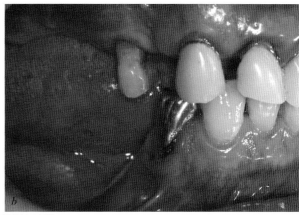

图4-8a，b　右下磨牙区，可见有15mm的垂直向骨缺损，累及下牙槽神经管。

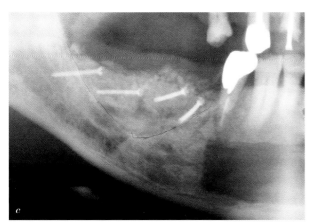

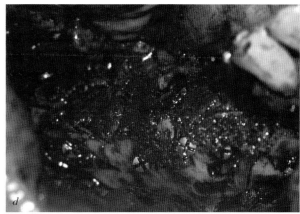

图4-8c，d　从右侧下颌支取5cm×2cm的块状骨恢复缺损的颊侧皮质骨，从颏部取2块2.5cm×1.5cm的块状骨恢复舌侧皮质骨，用微螺钉将这些块状骨固定，颊舌侧移植骨之间的间隙用松质骨和粉碎骨填塞。

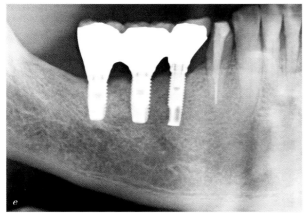

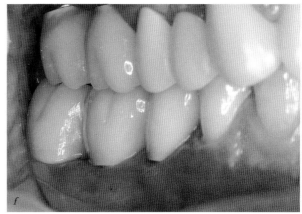

图4-8e，f　植骨6个月后在骨增量部位植入种植体，行口腔前庭加深术后，安装金属基底烤瓷连冠，植骨后5年未见骨吸收，颈缘线与天然牙协调。

上颌前牙区垂直向骨增量

在上颌前牙区，为使前述veneer移植用的块状骨也可以用作做onlay植骨，从下颌升支取J形骨块用作鞍状植骨，腭侧缺损区移植粉碎骨（图4-9）。而且，对骨缺损较大的病例，也可以从颏部取厚度为10mm的皮质松质骨进行鞍状植骨移植，来实现垂直向骨增量（图4-10）。

利用自体骨进行垂直向骨增量时，要充分考虑术后的骨吸收，植骨量要达到最终修复体的颈缘线，这样才能确保种植体植入理想位置。垂直向骨增量多的病例，口腔前庭会变浅，而且唇侧角化龈会消失，为了解决这个问题，相比游离龈移植，有血供保证的带蒂腭瓣更有效（表4-1）。

利用J形骨块做鞍状植骨的病例

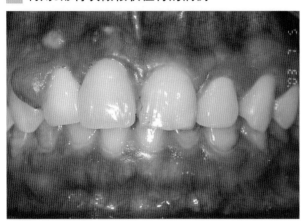
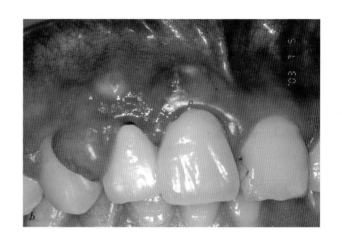

图4-9a，b 初诊时，确诊 1 和 2 牙根折断，以及牙龈瘤。

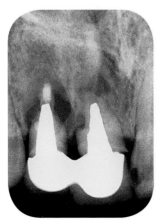

图4-9c 初诊时的X线片，确认 1 和 2 牙根折断，以及根尖周囊肿。

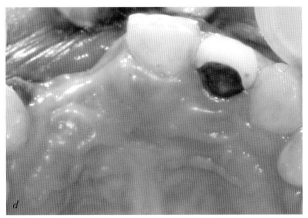
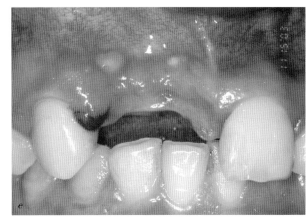

图4-9d，e　术前状态（拔牙后3个月），确认牙槽嵴垂直向和水平向的组织缺损。

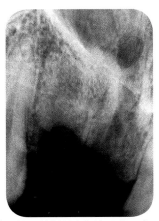

图4-9f　初诊时的X线片，邻牙的牙槽骨没有骨吸收，但缺牙区有4mm的垂直向骨吸收。

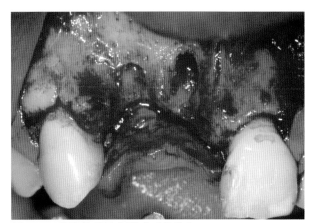

图4-9g　种植体种植窝形成后的状态。

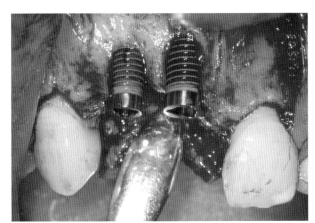

图4-9h　种植体植入理想的位置。唇侧，种植体约1/2从骨面露出。

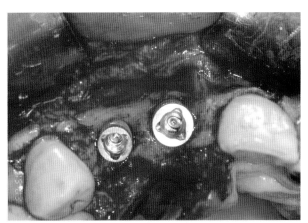

图4-9i　计划必须有4mm的水平骨增量。

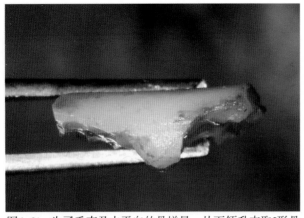

图4-9j 为了垂直及水平向的骨增量，从下颌升支取J形骨块移植用的块状骨，骨修整。

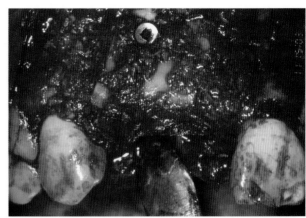

图4-9k 用微螺钉将块状骨固定，受骨区骨与块状骨之间的间隙用松质骨和粉碎骨完全填塞。

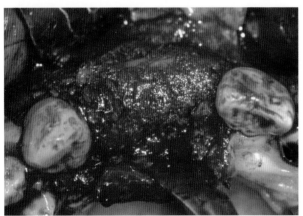

图4-9l 受骨区骨与块状骨之间的间隙填塞后。

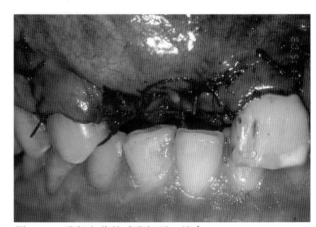

图4-9m 进行充分的减张切开，缝合。

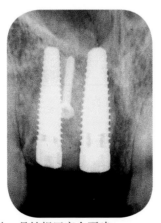

图4-9n 鞍状植骨后的X线片，骨缺损区完全再建。

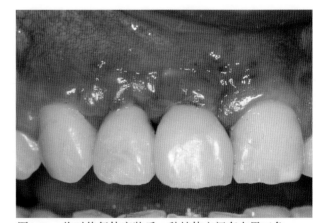

图4-9o 临时修复体安装后，种植体之间存在黑三角。

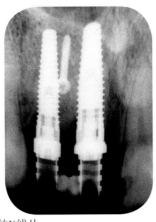

图4-9p　临时修复体安装后的X线片。

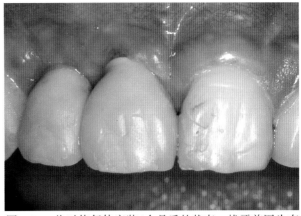

图4-9q　临时修复体安装6个月后的状态，拔牙前因为有瘘管，牙龈厚度变薄。

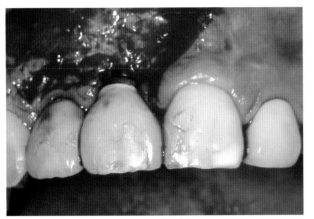

图4-9r　为了软组织增厚翻开半厚瓣。

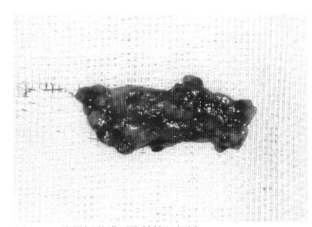

图4-9s　从腭侧黏膜下取结缔组织瓣。

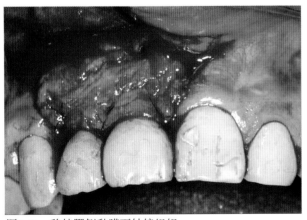

图4-9t　移植腭侧黏膜下结缔组织。

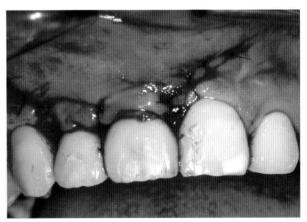

图4-9u　缝合后。

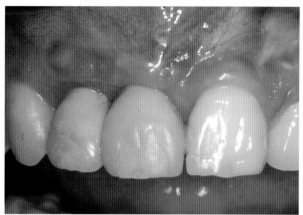

图4-9v 结缔组织移植4个月后的状态，软组织增厚。

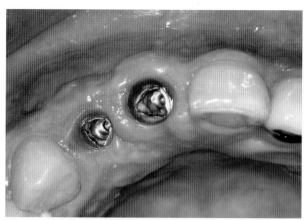

图4-9w 安装最终修复体前的状态，水平向牙槽骨丰满度恢复。

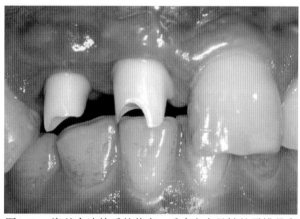

图4-9x 瓷基台连接后的状态，垂直向有足够的牙槽骨高度。

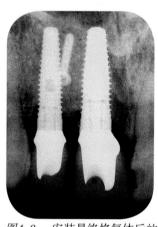

图4-9y 安装最终修复体后的X线片，确认无骨吸收。

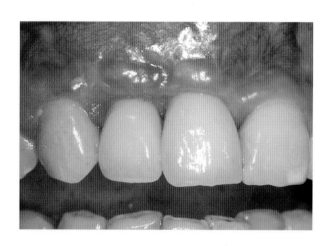

图4-9z 安装最终修复体后的状态（骨移植后1年6个月），种植体间没有黑三角，与天然牙协调。

利用颏部骨移植进行垂直向骨增量的病例

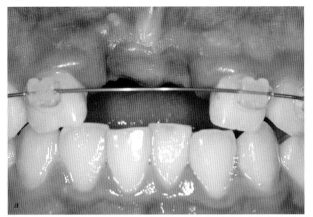 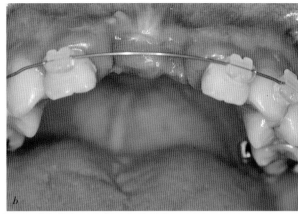

图4-10a，b　18岁女性，因外伤双侧上颌中切牙缺失，术前确认有8mm垂直向和8mm水平向骨吸收。

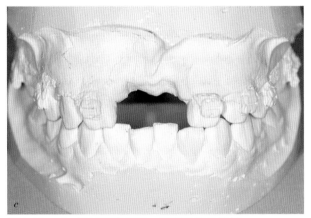 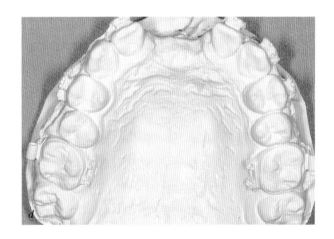

图4-10c，d　通过石膏模型，更明确颌骨缺损。

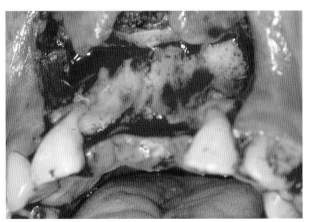 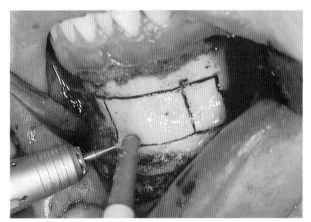

图4-10e　剥离黏骨膜瓣后，确认明显的骨缺损。　　　*图4-10f*　颏骨取骨的骨切开线。

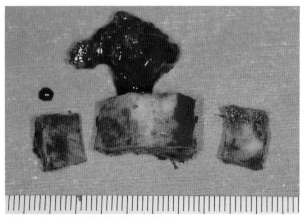

图4-10g 取出的块状骨和松质骨。

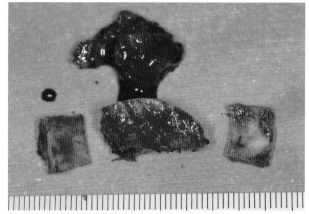

图4-10h 从颏部取出的皮质松质骨块，厚度为10mm。

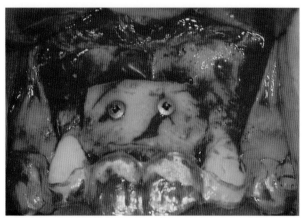

图4-10i 考虑到移植后的骨吸收，2~3mm的过量移植，在最终修复体颈缘线的位置固定移植骨。

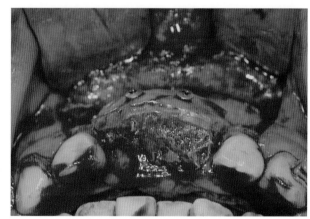

图4-10j 水平向也有2mm的过量植骨。

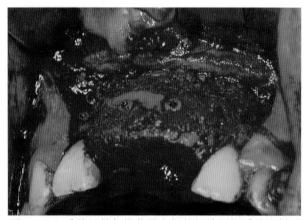

图4-10k 受骨区骨与块状骨之间的间隙用松质骨和粉碎骨完全填塞。

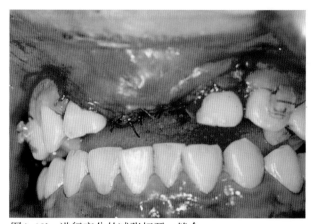

图4-10l 进行充分的减张切开，缝合。

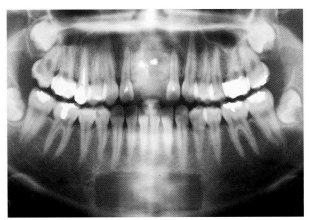

图4-10m　颏骨移植后的曲面断层片。

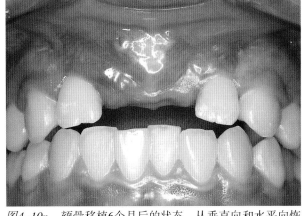

图4-10n　颏骨移植6个月后的状态，从垂直向和水平向恢复牙槽嵴。

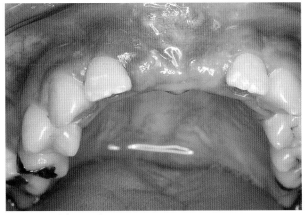

图4-10o　同上，殆面观。

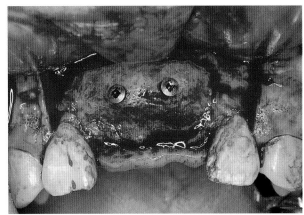

图4-10p　种植体植入前的状态（颏骨移植6个月后），移植骨的牙槽嵴顶唇侧边缘处有2~3mm垂直向的骨吸收，但水平向移植骨无骨吸收。

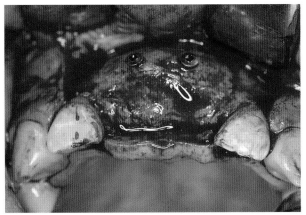

图4-10q　同上，殆面观。

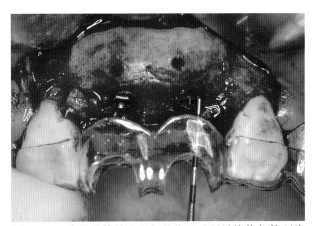

图4-10r　将种植体植入理想的位置（距最终修复体颈缘线根方3mm）。

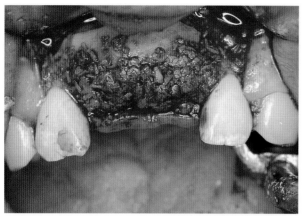

图4-10s 连接高度为2mm的愈合基台，在愈合基台周围填塞粉碎骨。

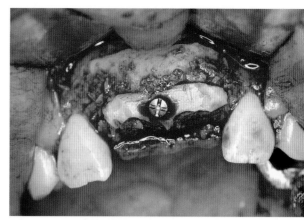

图4-10t 用微螺钉将块状骨固定。

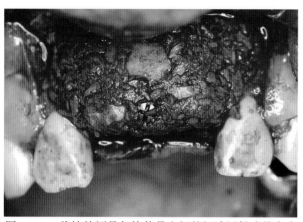

图4-10u 移植的颏骨与块状骨之间的间隙用粉碎骨完全填塞。

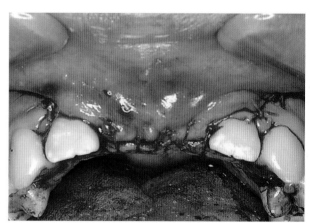

图4-10v 进行充分的减张切开，缝合。

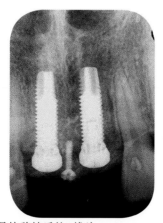

图4-10w 植入种植体和小骨块移植后的X线片。

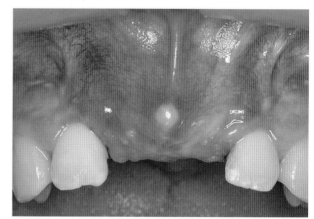

图4-10x 种植体植入6个月后的状态。移植的小骨块有术后骨吸收，微螺钉变得突出，但是没有黏膜的裂开。由于骨移植，口腔前庭变浅，唇侧没有角化龈。

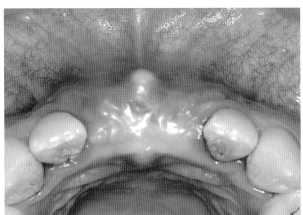

图4-10y　同上，殆面观。

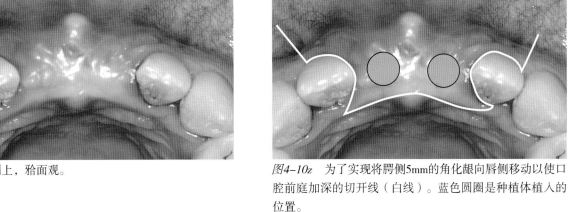

图4-10z　为了实现将腭侧5mm的角化龈向唇侧移动以使口腔前庭加深的切开线（白线）。蓝色圆圈是种植体植入的位置。

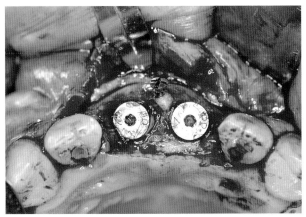

图4-10aa　首先，从腭侧剥离全厚瓣。

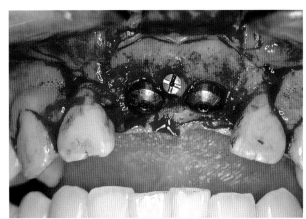

图4-10bb　然后，从唇侧牙槽嵴顶根方5mm开始剥离半厚瓣。

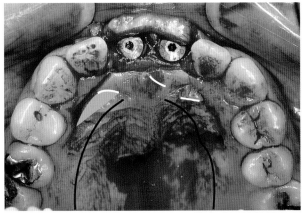

图4-10cc　为制作带蒂腭瓣的切口。腭黏膜虽然是轴向血供，但若基底变宽，即使是跨越正中的全厚瓣，末梢也不会坏死。黑线是腭大动脉的走行，白线是为再建龈乳头的小切口，蓝色三角区是为了腭瓣旋转的黏膜切除部位。

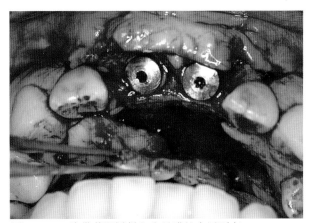

图4-10dd　将带蒂腭瓣做包含骨膜的全层剥离。

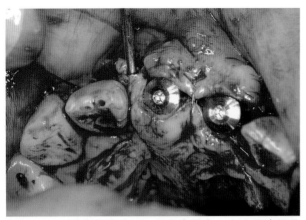

图4-10ee 更换高度为5mm的愈合基台，为了重建龈乳头，将瓣插入到种植体与临牙之间。

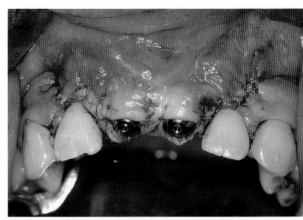

图4-10ff 缝合后，能够确保愈合基台周围有角化龈，并且口腔前庭加深。

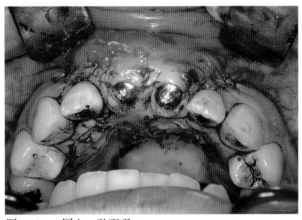

图4-10gg 同上，殆面观。

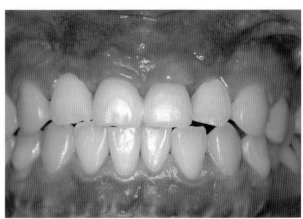

图4-10hh 安装临时修复体后的状态（颏部骨移植1年8个月后）。有良好的龈乳头及连续的角化龈。

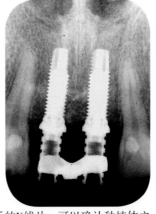

图4-10ii 安装临时修复体后的X线片，可以确认种植体之间在平台的冠方存在牙槽骨。

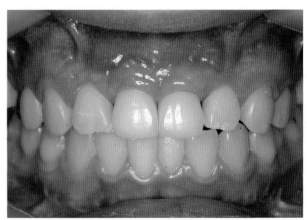

图4-10jj 安装最终修复体的状态（骨移植2年2个月后），获得良好美学效果。

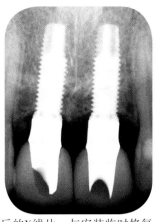

图4-10kk　安装最终修复体后的X线片，与安装临时修复体时的骨水平相同。

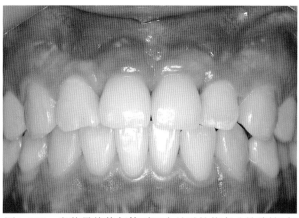

图4-10ll　安装最终修复体1年6个月后的状态（骨移植3年8个月后），维持与天然牙良好的协调性。

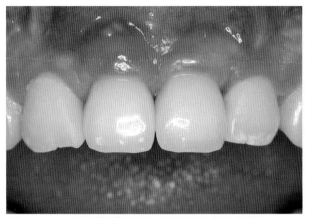

图4-10mm　最终修复体维持与天然牙良好的协调性。

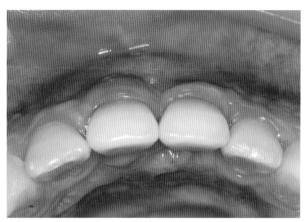

图4-10nn　殆面观，唇侧恢复了良好的丰满度。

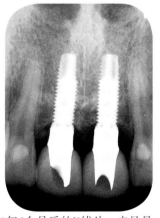

图4-10oo　安装最终修复体1年6个月后的X线片，未见骨吸收。

表4-1　软组织管理

- 软组织增高术
- 口腔前庭成形术
  1. 腭侧黏膜下结缔组织移植
  2. 游离龈移植
  3. 带蒂腭瓣（半厚，全厚）

下颌前牙区垂直向骨增量

右下颌前牙区，从缺损下方的颏部获取皮　　质骨和松质骨，进行垂直骨增量（*图4-11*）。

利用颏部取骨移植进行垂直骨增量的病例

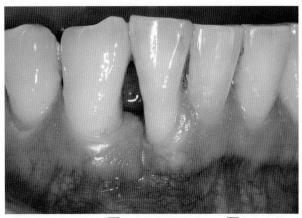 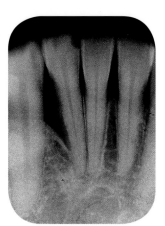

图4-11a　初诊时，2̄远中牙根暴露明显。3̄也有中等程度的牙根暴露。

图4-11b　2̄远中牙槽骨吸收至距根尖3mm处。

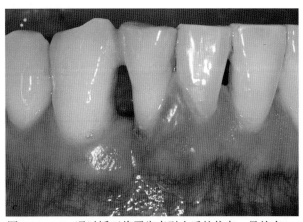 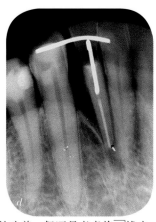

图4-11c, d　通过矫正将牙齿牵引出后的状态，虽然有2mm程度的改善，但还是考虑将2̄拔出，适宜行垂直骨增量。

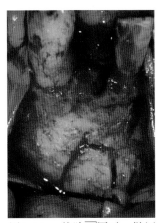
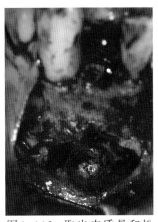
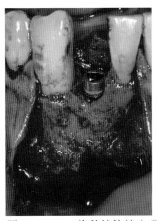
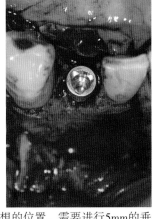

图4-11e 拔除 2̄ 同时，做颏部取骨的骨切开线。

图4-11f 取出皮质骨和松质骨后的状态。通常是种植体植入后再取骨，但在本病例，为了避免取骨时导致种植体的损伤，先做取骨。

图4-11g，h 将种植体植入理想的位置，需要进行5mm的垂直向骨增量。

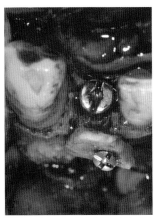
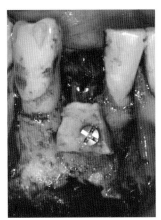
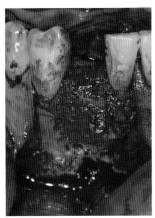
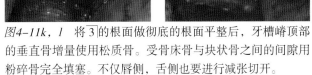

图4-11i，j 为了便于垂直向骨增量，连接高度为2mm的愈合基台，将块状骨固定在愈合基台的上缘。

图4-11k，l 将 3̄ 的根面做彻底的根面平整后，牙槽嵴顶部的垂直骨增量使用松质骨。受骨床骨与块状骨之间的间隙用粉碎骨完全填塞。不仅唇侧，舌侧也要进行减张切开。

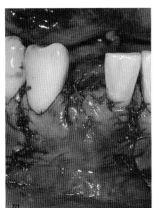
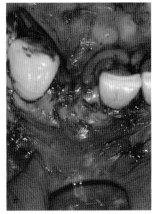

图4-11m，n 缝合结束时，通过舌侧减张切开，即使进行垂直骨增量后，也可以在牙槽嵴顶中央缝合。

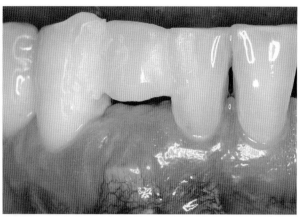

图4-11o 5个月愈合期的状态。通过舌侧的减张切开，保证了角化龈的连续性。

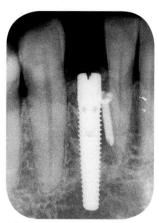

图4-11p onlay植骨后的X线片。考虑到术后的骨吸收，为了保证可靠的垂直向骨增量，做了过量移植。

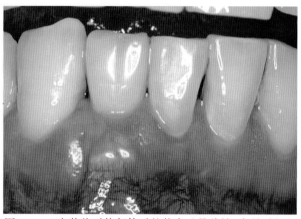

图4-11q 安装临时修复体后的状态（骨移植6个月后）。临时冠比天然牙短，尽可能实现牙龈乳头的再建。

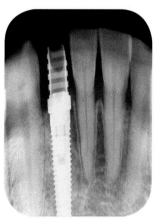

图4-11r 安装临时修复体后的X线片。种植体近远中牙槽骨骨水平在同一高度。

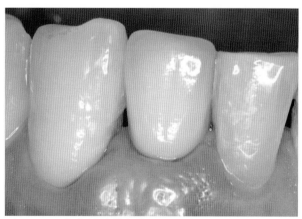

图4-11s 安装最终修复体后的状态（骨移植1年1个月后），获得良好的美学效果。

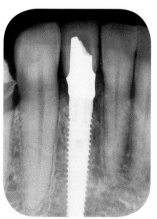

图4-11t 安装最终修复体后的X线片。与安装临时修复体时的骨水平一致，确认骨在种植体肩台的冠方。

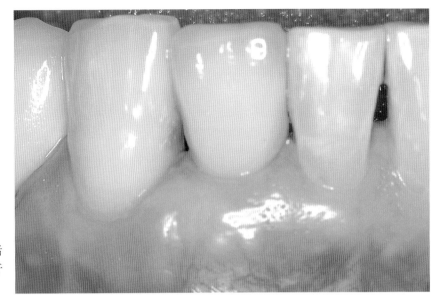

图4-11u　安装最终修复体3年7个月后的状态（骨移植4年8个月后），没有牙龈退缩，维持了良好的美学效果。

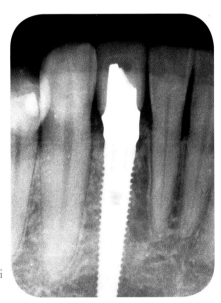

图4-11v　安装最终修复体3年7个月后的X线片（骨移植4年8个月后），与安装临时修复体时比较，种植体近远中牙槽骨骨水平在冠方1mm。

下颌磨牙区垂直向骨增量

下颌磨牙区垂直向骨缺损的治疗指南中，根据垂直向骨增加的量分为3类（*表4-2*）。

表4-2 下颌磨牙区垂直骨缺损的治疗指南

- 垂直骨增量<5mm
  取下颌升支骨，行鞍形植骨并同时植入种植体
- 5mm≤垂直骨增量≤10mm
  用下颌升支部取骨重建牙槽嵴顶，与受骨区骨之间的间隙用粉碎骨填塞，6个月后再植入种植体
- 垂直骨增量>10mm
  用下颌升支骨或/和颏部骨重建颊侧和舌侧皮质骨，两侧皮质骨之间的间隙用粉碎骨或/和松质骨填塞，6个月后植入种植体

垂直骨增量<5mm

如前面提到的veneer graft所用的块状骨可以兼用作onlay植骨，从下颌支取J形骨块移植，然后能够同时进行鞍状植骨和种植体植入（*图4-12*，*图4-13*）。

通过鞍状植骨完成不足5mm的垂直骨增量

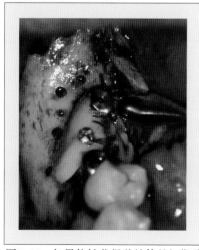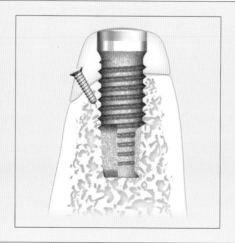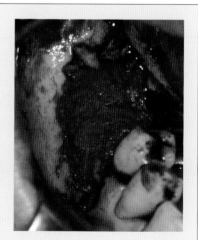

图4-12 如果能够获得种植体的初期稳定性，在种植体植入后，用从下颌支取出J形骨块移植进行鞍状植骨。如果因离下颌神经管较近等原因无法获得种植体初期稳定时，先只进行鞍形植骨，4个月后再行种植体植入。

■ 通过鞍状植骨完成不足5mm的垂直骨增量病例

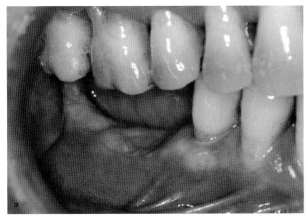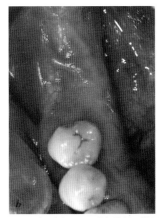

图4-13a，b　51岁男性，初诊时右下磨牙缺失，同时伴有垂直向4mm、水平向3mm（颊侧）的牙槽嵴吸收。

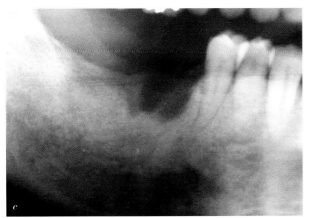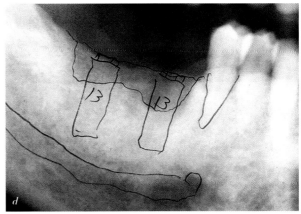

图4-13c，d　初诊时的曲面断层片。虽然在6̄处有4mm的垂直向骨缺损，但有可能植入种植体，决定同时行鞍状植骨。

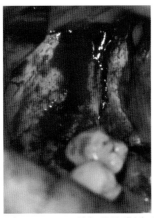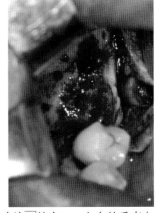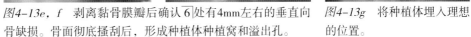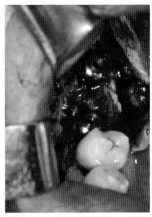

图4-13e，f　剥离黏骨膜瓣后确认6̄处有4mm左右的垂直向骨缺损。骨面彻底搔刮后，形成种植体种植窝和溢出孔。　图4-13g　将种植体埋入理想的位置。

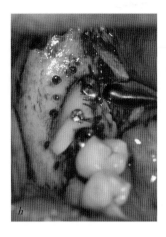
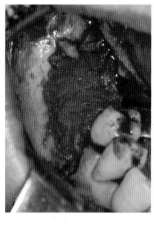

图4-13h 从下颌支取出当J形骨块移植用的块状骨，用微螺钉将其固定。

图4-13i 受骨区骨与块状骨之间的间隙用粉碎骨完全填塞。

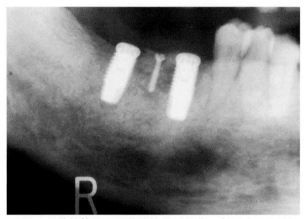

图4-13j 种植体植入和鞍状植骨后的曲面断层片，骨缺损处完全被再建。

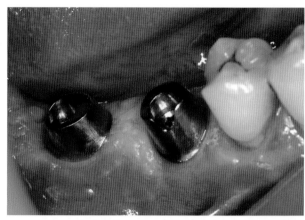

图4-13k 连接钛基台后的状态，牙槽嵴的垂直骨缺损被改善。

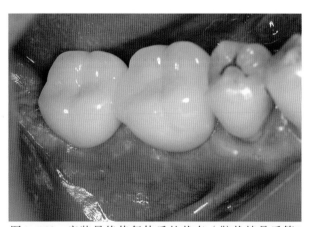

图4-13l 安装最终修复体后的状态（鞍状植骨后第2年）。最终修复体的颈缘线与天然牙一致，有良好的自洁性。

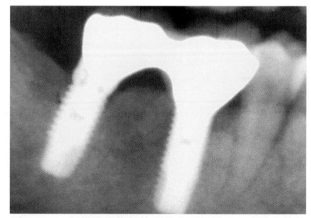

图4-13m 安装最终修复体后的曲面断层片，确认种植体之间的骨水平在种植体肩台的冠方，愈合良好。

5mm≤垂直骨增量≤10mm

用下颌升支骨再建牙槽嵴顶，与受骨区骨之间的间隙用粉碎骨填塞。植骨6个月后植入种植体。

关于用自体块状骨移植（也称onlay植骨）解决垂直骨增量的术式要点，利用下面临床常见的下颌2颗磨牙缺失病例进行讲解。

（a）初诊时（图4-14）

伴有垂直骨缺损的下颌磨牙缺失病例。牙槽嵴高度与口腔前庭及口底的高度持平，

很难进行清洁，因为对种植体的长期预后有影响，所以必须行垂直向骨增量。

■ onlay植骨病例

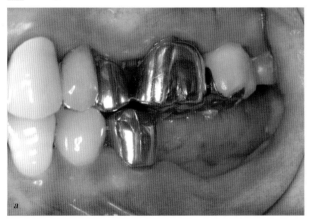

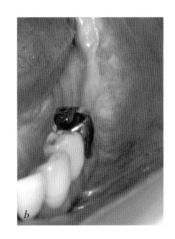

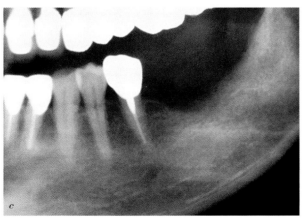

图4-14a～c　从侧面观，左下磨牙牙槽嵴处有一凹陷（a），从𬌗面观，以牙槽嵴顶为中心只有3mm的角化龈，而且牙槽嵴顶与口腔前庭和口腔底在同一水平高度（b）。曲面断层片显示磨牙区有7mm的垂直骨缺损，而5⌋的远中牙槽骨无骨吸收，所以计划是保留5⌋，同时行磨牙区的垂直骨增量及种植体植入（c）。

（b）切开、剥离、减张切开（*图4-14*）

伴随垂直骨缺损的下颌磨牙缺失病例，多数情况下角化龈只有1~2mm，因为颊舌侧都可以减张切开，所以从角化龈的中央切开，从磨牙后三角区开始一直延长到外斜线以便从下颌升支取骨。在缺牙区邻牙的近中加一纵行切口，切到口腔前庭。舌侧为了减张，龈沟内切口从最远中天然牙开始到其近中2颗牙位为止。因为舌侧纵行切口有可能损伤舌神经，所以绝对不能做此切口。

剥离范围，应能显示颏孔到下颌第二磨牙、第三磨牙位置的下颌舌骨肌。

颊侧的减张切开，原则上是与veneer移植时一样的，但必须不能损伤从颏孔穿出到骨面外的颏神经和血管束。首先，必须只切开距离口腔前庭根方5mm的骨膜（通常距离颏孔有5mm以上）。而且，颏神经和血管束存在与骨膜的相连，此时如果切开比骨膜更深的部位，就可能损伤颏神经和血管束。因此，为了只切开骨膜#15刀的部分刀腹不与骨膜成90°角，而是成45°角。如果为了能够看见颏神经和血管束，就在其周围用剪刀或剥离器钝性剥离，然后在其近中或远中用刀切开。

舌侧的减张切开，如果只在缺牙区进行，并不能获得足够的减张，所以范围应从缺牙区直到近中3颗牙齿，只切开距离口腔底根方5mm的骨膜。为了避免损伤舌神经和血管，绝不能切开骨膜更深的部位。为了能做到只切开骨膜，#15刀片的部分刀腹不与骨膜成90°角，而是成45°角。下颌第二磨牙、第三磨牙的舌侧，只要将下颌舌骨肌从骨面剥离开就能获得相当的减张，但如果减张仍不充分，可以切断下颌舌骨肌。

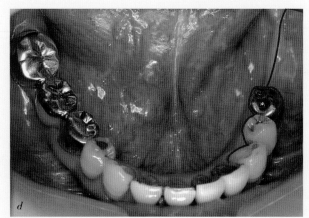
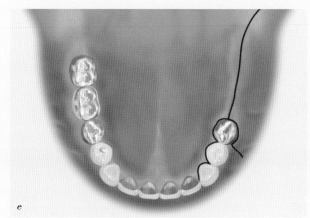

图4-14d，e 从牙槽嵴顶的正中切开角化龈，为了能够从下颌升支取骨，切口从磨牙后三角区一直到外斜线。纵行切口是在5̲的近中处，一直切到口腔前庭。为了舌侧的减张切开，舌侧的沿龈沟内切口一直到3̲的近中。

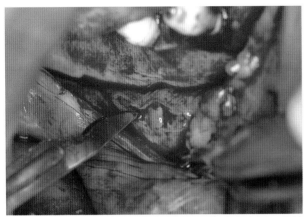

图4-14f 颊侧减张切口（参考病例）。像这个病例，在骨膜的正下方有颏神经和血管束，为了不切到此骨膜更深的部位，刀片与骨膜成45°角是关键。

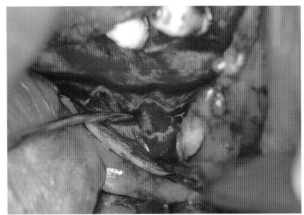

图4-14g 颊侧减张切口（参考病例）。用剥离器对颏神经和血管束周围进行钝性剥离。

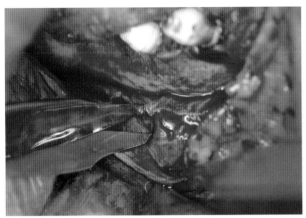

图4-14h 颊侧减张切口（参考病例）。用剪刀对颏神经和血管束周围进行钝性剥离。

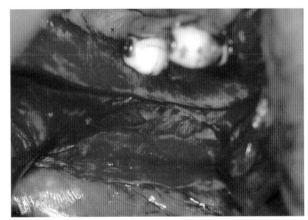

图4-14i 颊侧减张切口（参考病例）。在颏孔的近中及远中用刀片切开，即使在颏孔附近有神经血管也不会损伤并且可能有大约8mm的软组织松弛。

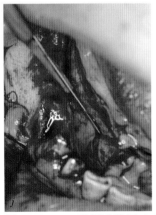
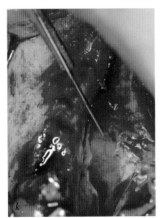
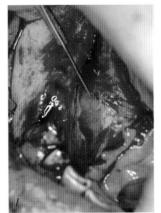
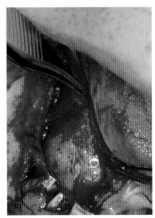

图4-14j~m 舌侧减张切口（参考病例）。舌侧的减张切口如果只在缺牙区并不能获得足够的减张，因此从缺牙区向近中延长3颗牙，距离口底根方5mm只切开骨膜。为了不切向比骨膜更深的部位，#15刀片的部分刀刃不与骨膜成直角，而是成45°角是关键（j）。如果从近中向远中加减张切口时，为了给切开处一定张力，必须移动用镊子夹持瓣的部位（k，l）。在下颌第二磨牙、第三磨牙的舌侧，如果只将下颌舌侧肌从骨面剥离开也能获得相当的减张，但如果减张不充分时可以切断下颌舌骨肌。通过上述的操作，能够获得15mm的软组织松弛（m）。

（c）移植骨取出及修整（*图4-14，图4-15*）

从下颌升支的J形骨块移植，能够取得一定形态的块状骨。因为块状骨与受骨床骨接触面积少，术后骨宽度约有30%的减少。若设计植入直径为5mm的种植体，骨宽度至少7mm。为了保证骨宽度达到7mm，牙槽嵴顶宽度（*图4-15中的b*）就要达到10mm，这样就从下颌升支外侧面截骨。J形骨块移植稍厚部分可以移植成舌侧皮质骨，这样需从下颌升支前面截骨（*图4-15中的a*）。而且，切骨时要使块状骨的长径与骨缺损的近远中长度相当，为了使受骨床与块状骨的近中、远中和舌侧都能获得良好的接触，还要对块状骨进行修整。另外，用取骨钻取一些小骨片，用骨磨粉碎后做成粉碎骨。

■ onlay植骨的取骨

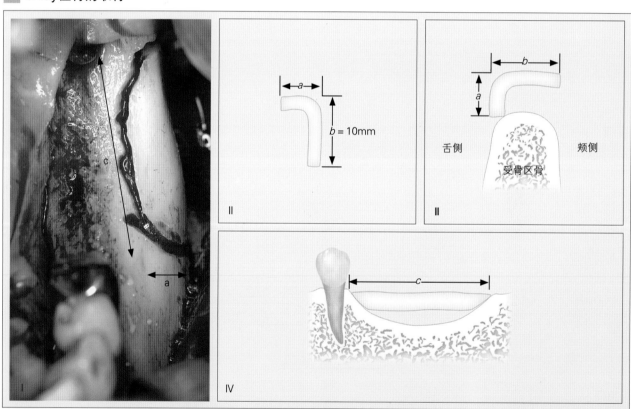

图4-15 Ⅰ：J形骨块移植稍厚的部分可以移植成舌侧皮质骨，需从下颌升支前面截骨（*a*）。Ⅱ：因为块状骨与受骨区骨接触面积少，术后骨宽度就会有30%的减少。若植入直径为5mm的种植体，骨宽度至少为7mm，那么牙槽嵴顶宽度（*b*）就要达到10mm，这就需从下颌支外侧面截骨。Ⅲ：冠状面在J形骨块移植的短边断端块状骨只与舌侧牙槽嵴相接触。Ⅳ：矢状面块状骨只与近远中相接触，缺损处牙槽嵴顶间的近远中长度就是块状骨的长径（*c*）。

（d）将块状骨稳固地固定（*图4-14，图4-16*）

> 受骨区骨与块状骨即使获得良好的接触，但毕竟接触面积少，如果用1颗微螺钉固定不稳固，可以用2颗固定。如果微螺钉顶部高出牙槽嵴顶，几个月后，就有从黏膜穿孔发生感染的可能性，所以用#8圆钻调低微螺钉的植入部的皮质高度，防止微螺钉的顶部突出。

■ **块状骨的固定**

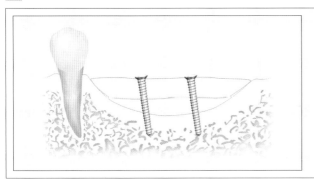
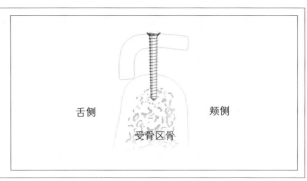

图4-16　即使植骨床骨与块状骨获得良好的接触，但毕竟接触面积少，如果用1颗微螺钉固定不稳固，可以用2颗固定。为了不让微螺钉的顶部露出骨面，用#8圆钻调低微螺钉的植入部的皮质高度是关键。

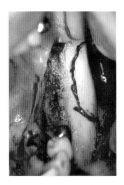
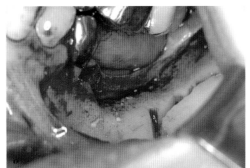
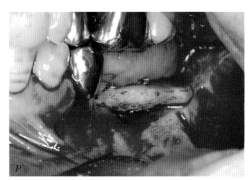
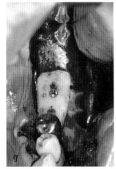

图4-14n　下颌升支的外侧面恢复牙槽嵴顶。下颌升支前面恢复舌侧，为能够取适合骨缺损形态的块状骨而进行骨修整。

图4-14o~q　彻底搔刮除去骨面残留的软组织及邻牙根面平整后，在皮质骨上打溢出孔（*o*）。对于垂直骨增量在5mm以上的病例（此病例是7mm），即使受骨区骨与块状骨获得良好的接触，但毕竟块状骨的中央没有接触到受骨区，用2颗微螺钉固定（*p，q*）。像这样接触面积少的状况，因为可以预测到块状骨有水平吸收，块状骨的宽度应增加30%。

（e）受骨区骨与块状骨之间的间隙用粉碎骨填塞（图4-14，图4-17）

受骨区骨与块状骨之间的间隙，包括舌侧的都用粉碎骨填塞。水平骨吸收明显时，同时用块状骨做veneer植骨。

■ 受骨区骨与块状骨之间的间隙用粉碎骨填塞

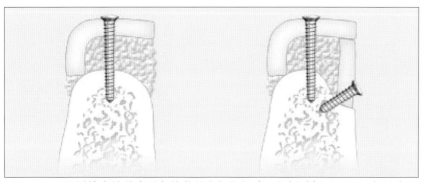

图4-17 用骨屑填塞植骨床骨与块状骨之间的间隙，包括舌侧（左）。如果水平骨吸收明显时，同时用块状骨做veneer植骨（右）。

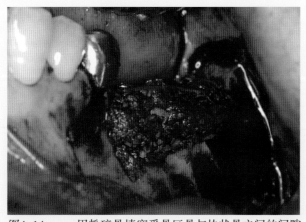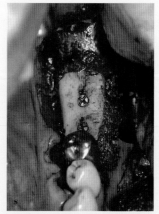

图4-14r，s 用粉碎骨填塞受骨区骨与块状骨之间的间隙（r）。当然，舌侧也可以用粉碎骨填塞，不仅是为了防止软组织长入，也是为了能够实现预定骨增量（s）。受骨区骨不仅有垂直骨吸收，还有水平骨吸收，所以块状骨兼用于veneer植骨。因为无法垂直用微螺钉固定块状骨，所以为了避免微螺钉凸出骨面，如果必要用#8圆钻调低微螺钉的植入部的皮质高度。

（f）术后管理（*图4-14*）

愈合期间避免使用有游离端的义齿，要保证骨增量位置不负荷。愈合时间，如果块状骨全体与受骨区骨有良好的接触是4个月，如果没有是6个月。

（g）植入种植体（*图4-14*）

对于下颌磨牙区veneer植骨的病例，大部分都能获得种植体初期稳定性，骨移植同时植入种植体。但是，对于onlay植骨的病例，要等6个月的愈合期后再植入种植体。因为骨质良好，所以制备种植体种植窝洞，注意不要过度产热。使用攻丝钻，为了避免过度挤压，应使用直的种植体。

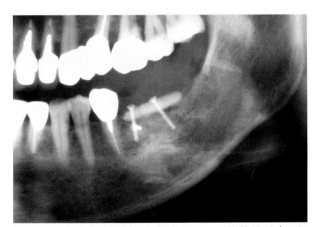

图4-14t　有垂直骨缺损的左侧磨牙区，用块状骨再建理想高度的牙槽嵴顶。为了避免损伤下牙槽神经，充分考虑下齿槽神经的走行和骨增量。术前探讨固定块状骨用的微螺钉插入位置和插入深度是非常重要的。而且，避免块状骨与邻牙接触也是防止感染发生的关键。

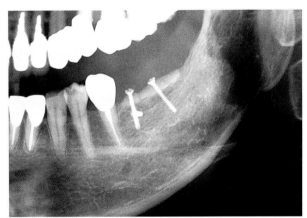

图4-14u　onlay植骨6个月后的曲面断层片，可以确认移植骨的重建良好。

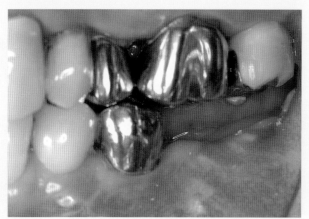

图4-14v 牙槽嵴恢复到理想的高度。

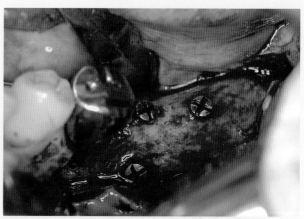

图4-14w 植入种植体时，剥开黏骨膜瓣，完全无法辨别移植骨与受骨区骨之间的界限，已完成良好的骨重建。

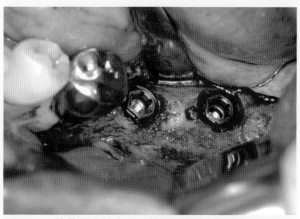

图4-14x 块状骨虽然有20%水平骨吸收，但完全没有垂直骨吸收。植入2颗直径为5mm的Brånemark种植体。

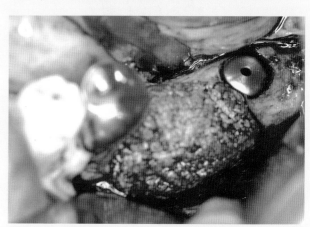

图4-14y 具有良好的初期稳定性，虽然没有种植体的暴露，但也用骨屑进行了水平骨增量。

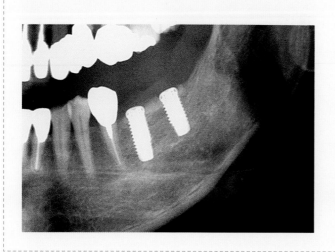

图4-14z X线片。

（h）最终修复体（*图4-14*）

　　连接瓷基台，粘接烤瓷连冠。已确认移植骨的愈合及骨重建，很难去辨别受骨区骨和移植骨，达到了理想的牙槽嵴水平。

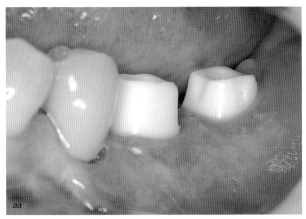

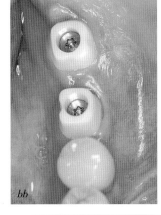

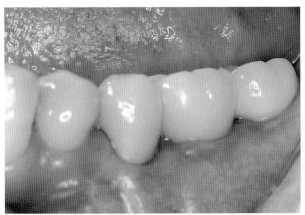

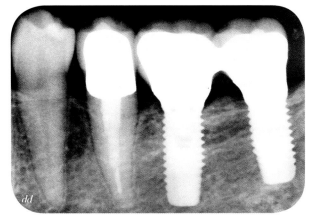

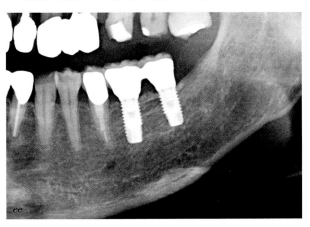

图4-14aa，bb　连接瓷基台的状态。只做骨增量，并没有进行特殊的软组织处理，但已获得从水平及垂直向都良好的牙槽嵴。

图4-14cc　连接瓷基台，粘接烤瓷联冠。

图4-14dd，ee　可确认移植骨的骨愈合及骨重建，很难区别受骨区骨和移植骨，达到理想的牙槽嵴水平。

垂直骨增量>10mm

用下颌升支骨或/和颏部骨再建颊侧及舌侧皮质骨，用粉碎骨或/和松质骨填塞两侧皮质骨之间的间隙。6个月后植入种植体（*图4-18，图4-19*）。

垂直骨增量10mm以上

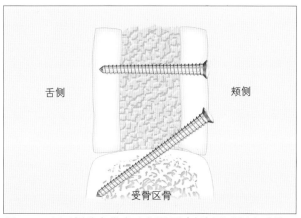

图4-18 用下颌升支骨或/和颏骨再建颊侧及舌侧皮质骨，用粉碎骨或/和松质骨填塞两侧皮质骨之间的间隙。

用自体骨移植完成15mm垂直骨增量的病例

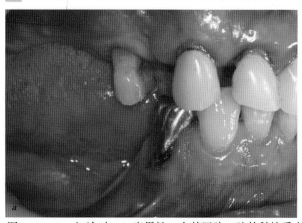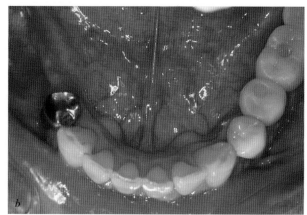

图4-19a，b 初诊时，51岁男性，在某医院口腔外科接受右下磨牙颌骨囊肿手术，导致严重的垂直向牙槽骨缺损。

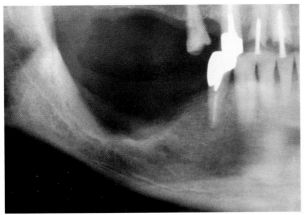

图4-19c　初诊时的曲面体层片，右下磨牙区有15mm垂直骨吸收。

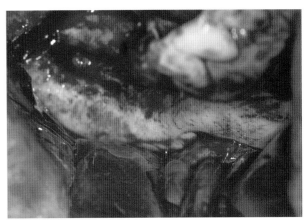

图4-19d　在缺损区，暴露下齿槽神经及血管束。

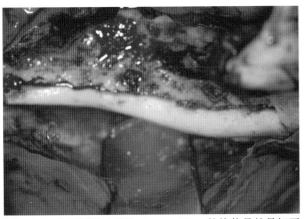

图4-19e　在下颌升支为取60mm×15mm的块状骨的骨切开线。

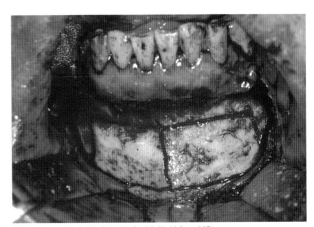

图4-19f　最大限度地取颏骨的骨切开线。

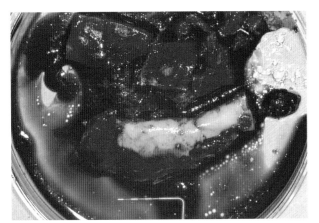

图4-19g　取出的块状骨和颏部松质骨。

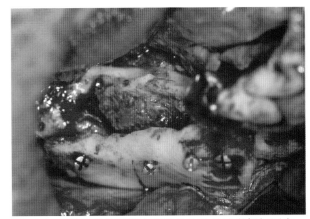

图4-19h　首先将从下颌支所取的块状骨用微螺钉固定，用以再建颊侧皮质骨。再将从颏部取的2块块状骨，用微螺钉将其与颊侧皮质骨贯穿固定，用以重建舌侧皮质骨。

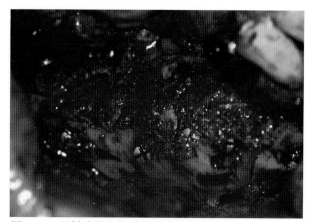

图4-19i 用粉碎骨和松质骨填塞两侧皮质骨间的间隙。

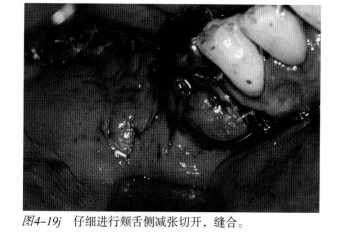

图4-19j 仔细进行颊舌侧减张切开，缝合。

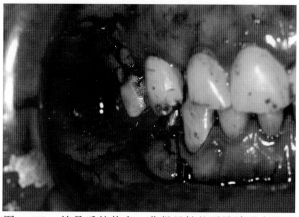

图4-19k 植骨后的状态，获得足够的牙槽嵴垂直骨增量。

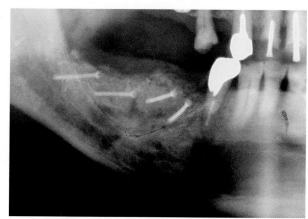

图4-19l 植骨后的曲面断层片，除了在第一磨牙区过度植骨外，可以说是良好的植骨病例。

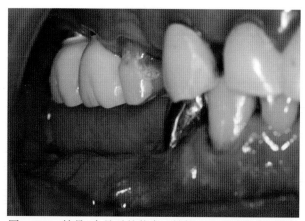

图4-19m 植骨6个月后的状态，缺损区的牙槽嵴获得理想的高度。

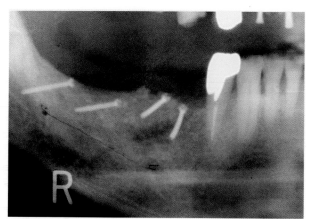

图4-19n 植骨6个月后的曲面断层片，确认牙槽嵴顶的骨改建，而且术后几乎没有牙槽嵴吸收。

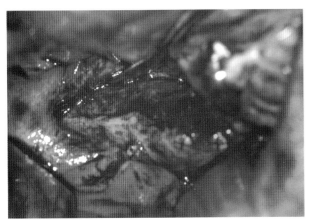

图4-19o　植入种植体前的状态，固定用的微螺钉顶部的位置没有变化，所以移植骨几乎没有吸收。

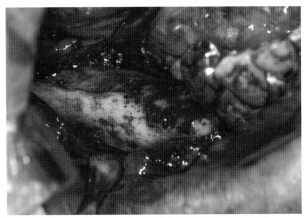

图4-19p　撤去微螺钉后，颌骨有理想的高度和宽度。

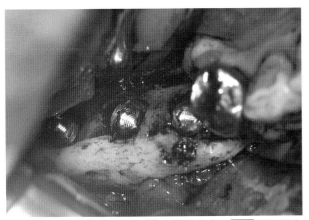

图4-19q　种植体植入后，5̲用常规肩台，7̲ 6̲用宽肩台种植体，植入理想位置。

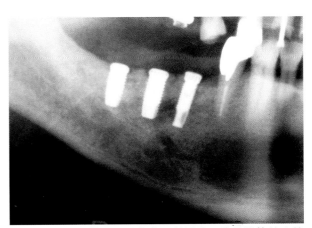

图4-19r　种植体植入后的曲面断层片，将种植体植入植骨部位。

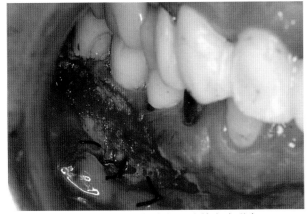

图4-19s　通过半厚瓣根向复位行口腔前庭成形术。

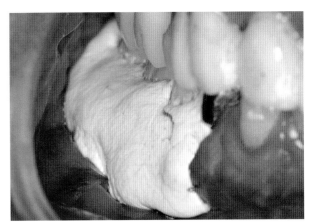

图4-19t　为了保护创面，放置塞治剂3周。

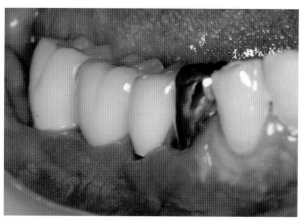

图4-19u 安装最终修复体后的状态（植骨后1年11个月），最终修复体颈缘与天然牙协调，有良好的清洁性。

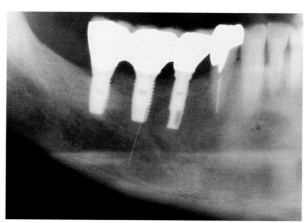

图4-19v 安装最终修复体后的曲面断层片，植骨后1年11个月，确认无骨吸收。

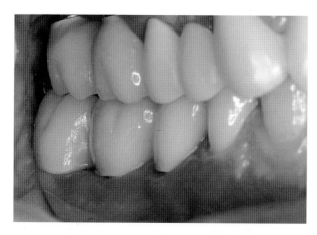

图4-19w 安装最终修复体3年后的状态（植骨后4年11个月），与刚装最终修复体时的状态相比几乎无变化。

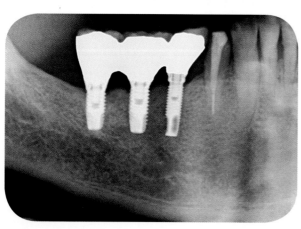

图4-19x 安装最终修复体3年后的X线片，骨改建已完成，无法与植骨床骨区别。边缘骨水平稳定。

[1] 堀内克啓. Advanced Technique for Severe Case：骨造成を失敗しないための外科のポイントを学ぶ. ①自家骨移植によるveneer graftのポイント[J]. the Quintessence, 2008, 27（8）：163-173.

[2] Sclar AG. Surgical techniques for management of peri-implant soft tissues. In:Soft tissue and esthetic considerations in implant therapy[M]. Chicago:Quintessence Publishing Co, 2003；43-74.

[3] Mayfield L, Nobrés N, Attström R, et al. Guided bone regeneration in dental implant treatment using a bioabsorbable membrane[J]. Clin Oral Imp Res, 2006, 8（1）：10-17.

[4] 船登彰芳, 石川知弘. 審美領域における抜歯即時埋入の適応症と分類. In：4-Dコンセプト インプラントセラピー 審美治療のためのティッシュマネジメントのテクニックとタイミング[M]. 東京：クインテッセンス出版, 2008；36-63.

[5] Becker W, Goldstein M, Becker B E, et al. Minimally invasive flapless implant surgery:a prospective multicenter study[J]. Clin Implant Dent Relat Res, 2005, 7 (Suppl 1)：S21-27.

[6] Berglunch T, Linde J. Dimension of the periimplant mucosa. Biological width revised[J]. J Clin Periodontol, 1996, 23（10）：971-973.

[7] Davarpanah M, Martinez H, Tecucianu J F. Apical-coronal implant position:recent surgical proposals[J]. Technical note. Int J Oral Maxillofac Implants, 2000, 15（6）：865-872.

[8] Puchades-Roman L, Palmer R M, Palmer P J, et al. A clinical, radiographic, and microbiologic comparison of Astra Tech and Brånemark single tooth implants[J]. Clin Implant Dent Relat Res, 2000, 2（2）：78-84.

[9] Lazzara R J, Porter S S. Platform switching:a new concept in implant dentistry for controlling postrestorative crestal bone levels[J]. Int J Periodontics Restorative Dent, 2006, 26（1）：9-17.

[10] Garber D A, Belser U C. Restoration-driven implant placement with restoration-generated site development[J]. Compend Contin Educ Dent, 1995, 16（8）：796, 798-802, 804.

[11] Horiuchi K, Uchida H, Yamamoto K, et al. Anteriorinferior distraction of the atrophic subtotal maxillary alveolus for implant placement[J]. Int J Oral Maxillofac Implants, 2002, 17（3）：416-423.

[12] 堀内克啓. インプラント治療のための三次元的歯槽骨延長術（1）[J]. the Quintessence, 2002, 21（3）：81-91.

[13] 堀内克啓. インプラント治療のための三次元的歯槽骨延長術（2）[J]. the Quintessence, 2002, 21（4）：87-94.

[14] 堀内克啓. 特集：Distraction Osteogenesis（仮骨延長術）の現在点―そのエビデンスと臨床応用の要を探る―Part 2. ケースレポート インプラント治療における歯槽堤増生術のガイドライン―骨移植と歯槽骨延長術の選択基準―[J]. Quintessence DENTAL Implantology, 2004, 11（2）：22-31.

[15] 堀内克啓. 歯槽堤造成術を応用したインプラント治療[J]. 歯界展望, 2005, 105（6）：1118-1124.

[16] 堀内克啓. インプラント治療における歯槽堤造成術のガイドライン. Quintessence DENTAL Implantology 別冊. インプラントのための再生療法[M]. 東京：クインテッセンス出版, 2007；88-100.

[17] 堀内克啓. Advanced Technique for Severe Case：骨造成を失敗しないための外科のポイントを学ぶ. ②自家骨移植によるonlay graftのポイント[J]. the Quintessence, 2008, 27（9）：181-190.

[18] Saadoun A P, LeGall M, Touati B. Selection and ideal tridimensional implant position for soft tissue aesthetics[J]. Pract Periodontics Aesthet Dent, 1999, 11（9）：1063-72; quiz 1074.

[19] Grunder U, Gracis S, Capelli M. Influence of the 3-D bone-to-implant relationship on esthetics[J]. Int J Periodontics Restorative Dent 2005, Apr; 25（2）：113-119.

[20] Esposito M, Ekestubbe A, Gröndahl K. Radiological evaluation of marginal bone loss at tooth surfaces facing single Bråemark implants[J]. Clin Oral Implants Res, 1993, 4（3）：151-157.

[21] Tarnow D P, Cho S C, Wallace S S. The effect of inter-implant distance on the height of inter-implant bone crest[J]. J Periodontol, 2000, 71（4）：546-549.

[22] Tarnow D, Elian N, Fletcher P, et al. Vertical distance from the crest of bone to the height of the interproximal papilla between adjacent implants[J]. J Periodontol, 2003, 74（12）：1785-1788.

[23] Scarano A, Assenza B, Piattelli M, et al. Interimplant distance and crestal bone resorption:a histologic study in the canine mandible[J]. Clin Implant Dent Relat Res, 2004, 6（3）：150-156.

[24] 堀内克啓. THE VERIFICATION 検証の時代はじまる：無歯顎患者における即時荷重を検証する. 200症例からの即時荷重への警鐘[J]. the Quintessence, 2008, 27（3）：67-84.

[25] Bashutski J D, D'Silva NJ, Wang HL. Implant compression necrosis:current understanding and case report[J]. J Periodontol, 2009, 80（4）：700-704.

[26] Olsson M, Urde G, Andersen J B, et al. Early loading of maxillary fixed cross-arch dental prostheses supported by six or eight oxidized titanium implants：results after 1 year of loading, case series[J]. Clin Implant Dent Relat Res, 2003, 5 (Suppl 1)：81-87.

[27] Komarnyckyj O G, London R M. Osteotome single-stage dental implant placement with and without sinus elevation：a clinical

report[J]. Int J Oral Maxillofac Implants, 1998, 13（6）: 799-804.

[28] Friberg B. Surgical approach and implant selection（Bråemark System_）in bone of various densities[J]. Applied Osseointegration Research, 2002, 3: 9-16.

[29] van Steenberghe D, Glauser R, Blombäck U, et al. A computed tomographic scan-derived customized surgical template and fixed prosthesis for flapless surgery and immediate loading of implants in fully edentulous maxillae:a prospective multicenter study[J]. Clin Implant Dent Relat Res, 2005, 7 (Suppl 1): S111-120.

[30] 堀内克啓. 即時荷重・骨造成の注意点. 補綴臨床　別冊　インプラントポジショニングーねらいどおりの補綴治療のために一[M]. 東京: 医歯薬出版, 2009: 107-114.

[31] Lekholm U, Zarb G. Patient selection and preparation. Bråemark P-I, Zarb G Albrektsson T 8eds）. Tissue-Intsgrated Prostheses: Osseointegration in clinical dentistry[M]. Chicago: Quintessence, 1985: 199-209.

[32] Palacci P, Ericsson I, Engstrand P, et al. Oprimal implant positioning & soft tissue management for the Bråemark system[M]. Chicago: Quintessence, 1995: 59-70.

[33] Misch C M, Misch C E, Resnik R R, et al. Reconstruction of maxillary alveolar defects with mandibular symphysis grafts for dental implants: a preliminary procedural report[J]. Int J Oral Maxillofac Implants, 1992, 7（3）: 360-366.

[34] Misch C E, Dietsh F. Bone-grafting materials in implant dentistry[J]. Implant Dent, 1993, 2（3）: 158-167.

[35] Friberg B. Bone augmentation at single-tooth implants using mandibular grafts: A one-stage surgical procedure[J]. Int J Periodont Rest Dent, 1995, 15（5）: 437-445.

[36] Simion M, Jovanovic S A, Tinti C, et al. Long-term evaluation of osseointegrated implants inserted at the time or after vertical ridge augmentation. A retrospective study on 123 implants with 1-5 year follow-up[J]. Clin Oral Implants Res, 2001, 12（1）: 35-45.

[37] Verardi S, Simion M, Management of the exposure of e-PTFE membranes in guided bone regeneration[J]. Pract Proced Aesthet Dent, 2007, 19（2）: 111-117.

[38] Rocchietta I. Fontana F, Simion M. Clinical outcomes of vertical bone augmentation to enable dental implant placement: a systematic review[J]. J Clin Periodontol, 2008, 35（8 Suppl）: 203-215.

[39] 船登彰芳, 石川知弘. 4 - Dコンセプトにおける歯槽堤増大. In: 4 - Dコンセプトインプラントセラピー　審美治療のためのティッシュマネジメントのテクニックとタイミング[M]. 東京: クインテッセンス出版社, 2008: 84-117.

[40] Chin M, Toth B. Distraction osteogenesis in maxillofacial surgery using internal devices: review of five cases[J]. J Oral Maxillofac Surg, 1996, 54（1）: 45-53.

[41] Chiapasco M, Zaniboni M, Rimondini L. Autogenous onlay bone grafts vs. alveolar distraction osteogenesis for the correction of vertically deficient edentulous ridges: a 2-4-year prospective study on humans[J]. Clin Oral Implants Res, 2007, 18（4）: 432-440.

[42] 堀内克啓, 服部明伸, 桐田忠昭, 他. 血管柄付肩甲骨皮弁による下顎即時再建術の1症例[J]. 日本口腔外科学会雑誌, 1990, 36: 298-306.

[43] 堀内克啓, 俵本眞光, 桐田忠昭, 他. 骨移植による下顎骨再建に関する臨床統計的研究[J]. 日本口腔科学会雑誌, 1995, 44: 459-466.

[44] Horiuchi K, Hattori A, Inada I, et al. Mandibular reconstruction using the double barrel fibular graft[J]. Microsurgery, 1995, 16（7）: 450-454.

[45] Horiuchi K, Yajima H. Mandibular reconstruction. In: Experimental and clinical reconstructive microsurgery. Tamai S（editor）[M]. Tokyo: Springer-verlag, 2003: 502-509.

[46] Dahlin C, Simion M, Nanmark U, et al. Histological morphology of the e-PTFE/tissue interface in humans subjected to guided bone regeneration in conjunction with oral implant treatment[J]. Clin Oral Implants Res, 1998, 9（2）: 100-106.

[47] Sailer H F. A new method of inserting endosseous implants in totally atrophic maxillae[J]. J Craniomaxillofac Surg, 1989, 17（7）: 299-305.

[48] Misch C E, Dietsh F. Autogenous bone grafts for endosteal implants— indications and failures[J]. Int J Oral Implantol, 1991, 8（1）: 13-20.

[49] Orsini G, Bianchi A E, Vinci R, et al. Histologic evaluation of autogenous calvarial bone in maxillary onlay bone grafts: a report of 2 cases[J]. Int J Oral Maxillofac Implants, 2003, 18（4）: 594-598.

[50] Marchena J M, Block M S, Stover J D. Tibial bone harvesting under intravenous sedation: Morbidity and patient experiences[J]. J Oral Maxillofac Surg, 2002, 60（10）: 1151-1154.

[51] Tolstunov L. Maxillary tuberosity block bone graft: innovative technique and case report[J]. J Oral Maxillofac Surg, 2009, 67（8）: 1723-1729.

[52] McCarthy C, Patel R R, Wragg P F, et al. Dental implants and onlay bone grafts in the anterior maxilla:analysis of clinical outcome[J]. Int J Oral Maxillofac Implants, 2003, 18（2）: 238-241.

[53] Sbordone L, Toti P, Menchini-Fabris G, et al. Implant survival in maxillary and mandibular osseous onlay grafts and native bone:a 3-year clinical and computerized tomographic follow-up[J]. Int J Oral Maxillofac Implants, 2009, 24（4）: 695-703.

[54] Uchida T, Yoshida T, Kashiwagi K, et al. Clinical, radiographic, and histologic evaluation of localized ridge augmentation using a mandibular bone block[J]. Int J Periodontics Restorative Dent, 2008, 28（2）: 181-187.

[55] Moghadam H G. Vertical and horizontal bone augmentation with the intraoral autogenous J-graft[J]. Implant Dent, 2009, 18（3）: 230-238.

[56] Bianchi A, Felice P, Lizio G, et al. Alveolar distraction osteogenesis versus inlay bone grafting in posterior mandibular atrophy: a prospective study[J]. Oral Surg Oral Med Oral Pathol Oral Radiol Endod, 2008, 105（3）: 282-292.

结 语

我在奈良县立医科大学口腔外科工作了19年，在用自体骨进行口腔颌面重建、颌骨畸形的正颌手术、唇腭裂的治疗的过程中，逐渐认识到对于口腔颌面的康复，种植治疗是必不可少的。

从1999年开始，利用口腔外科的经验，把骨形成为主体的高质量种植治疗作为自己主要工作的同时，我成为了开业医生。

其后，在做种植外科的演讲活动时，发现有非常多的医生对外科基本操作和骨增量的基础并不了解，当被这样的医生问到应该读什么书的时候，我意识到还没有详细解释外科基本操作和骨形成的基础的图书。我自己经历过很多手术，从错误尝试中获得了很多经验，这些知识都被放入本书中介绍给大家。

如果将手术的学习过程比作运动就会容易理解，正确的知识—模拟训练—实际练习都不可缺少，但没有正确的知识永远都不会成为高手。

在手术中，术式的每个步骤不能都做到100%的话，那就不能称作是成功的完美手术。比如，即使各个步骤都做到90%，如果有切开、剥离、减张切开、植骨、缝合5个步骤的话，成功率$0.9 \times 5 = 0.59049$，也就是说只有59%了。更严重的是如果有一个步骤做得近于0的话，总体成功率就接近于0，必然会失败。因此，熟悉和掌握基本技术是学习高级技术的关键和捷径。

本书如能对各位医生有所帮助，我将深感荣幸。

堀内克启

2010年1月